# Szczegóły właściciela

Nazwa:

Adres e-mail:

Telefon:

Osoba do kontaktu w

nagłych wypadkach:

# Szczegóły dziennika

Data rozpoczęcia dziennika:

Data zakończenia dziennika:

**Data:** _____ **Grupa mięśniowa:** _____

P  W  S  C  P  S  N  **Czas rozpoczęcia:** _____

◯ ◯ ◯ ◯ ◯ ◯ ◯

**Waga:** _____ **Czas zakończenia:** _____

☐ **Górna część ciała:**   ☐ **Dolnej części ciała:**   ☐ **Abs**

| Ćwiczenia: | Ustawić: | 1 | 2 | 3 | 4 | 5 | 6 | 7 |
|---|---|---|---|---|---|---|---|---|
| | Powtórzenia | | | | | | | |
| | Waga | | | | | | | |
| | Powtórzenia | | | | | | | |
| | Waga | | | | | | | |
| | Powtórzenia | | | | | | | |
| | Waga | | | | | | | |
| | Powtórzenia | | | | | | | |
| | Waga | | | | | | | |
| | Powtórzenia | | | | | | | |
| | Waga | | | | | | | |
| | Powtórzenia | | | | | | | |
| | Waga | | | | | | | |
| | Powtórzenia | | | | | | | |
| | Waga | | | | | | | |
| | Powtórzenia | | | | | | | |
| | Waga | | | | | | | |

| Kardio | Czas | Dystans | Tętno | Spalone kalorie |
|---|---|---|---|---|
| | | | | |
| | | | | |
| | | | | |

## Pomiary

| Szyja | Prawy biceps | lewy biceps | Klatka piersiowa | Talia | Biodra | Prawe udo | Lewe udo | Łydka |
|---|---|---|---|---|---|---|---|---|
| | | | | | | | | |
| | | | | | | | | |
| | | | | | | | | |

**Data:** _____  **Grupa mięśniowa:** _____

P  W  S  C  P  S  N  **Czas** _____
◯ ◯ ◯ ◯ ◯ ◯ ◯  **rozpoczęcia:**

**Waga:** _____  **Czas zakończenia:** _____

☐ **Górna część ciała:**   ☐ **Dolnej części ciała:**   ☐ **Abs**

| Ćwiczenia: | Ustawić: | 1 | 2 | 3 | 4 | 5 | 6 | 7 |
|---|---|---|---|---|---|---|---|---|
| | Powtórzenia | | | | | | | |
| | Waga | | | | | | | |
| | Powtórzenia | | | | | | | |
| | Waga | | | | | | | |
| | Powtórzenia | | | | | | | |
| | Waga | | | | | | | |
| | Powtórzenia | | | | | | | |
| | Waga | | | | | | | |
| | Powtórzenia | | | | | | | |
| | Waga | | | | | | | |
| | Powtórzenia | | | | | | | |
| | Waga | | | | | | | |
| | Powtórzenia | | | | | | | |
| | Waga | | | | | | | |
| | Powtórzenia | | | | | | | |
| | Waga | | | | | | | |

| Kardio | Czas | Dystans | Tętno | Spalone kalorie |
|---|---|---|---|---|
| | | | | |
| | | | | |
| | | | | |

## Pomiary

| Szyja | Prawy biceps | lewy biceps | Klatka piersiowa | Talia | Biodra | Prawe udo | Lewe udo | Łydka |
|---|---|---|---|---|---|---|---|---|
| | | | | | | | | |
| | | | | | | | | |
| | | | | | | | | |

**Data:** _____ **Grupa mięśniowa:** _____

P   W   S   C   P   S   N       **Czas** _____
◯   ◯   ◯   ◯   ◯   ◯   ◯       **rozpoczęcia:**

**Waga:** _____       **Czas zakończenia:** _____

☐ **Górna część ciała:**   ☐ **Dolnej części ciała:**   ☐ **Abs**

| Ćwiczenia: | Ustawić: | 1 | 2 | 3 | 4 | 5 | 6 | 7 |
|---|---|---|---|---|---|---|---|---|
| | Powtórzenia | | | | | | | |
| | Waga | | | | | | | |
| | Powtórzenia | | | | | | | |
| | Waga | | | | | | | |
| | Powtórzenia | | | | | | | |
| | Waga | | | | | | | |
| | Powtórzenia | | | | | | | |
| | Waga | | | | | | | |
| | Powtórzenia | | | | | | | |
| | Waga | | | | | | | |
| | Powtórzenia | | | | | | | |
| | Waga | | | | | | | |
| | Powtórzenia | | | | | | | |
| | Waga | | | | | | | |
| | Powtórzenia | | | | | | | |
| | Waga | | | | | | | |

| Kardio | Czas | Dystans | Tętno | Spalone kalorie |
|---|---|---|---|---|
| | | | | |
| | | | | |
| | | | | |

## Pomiary

| Szyja | Prawy biceps | lewy biceps | Klatka piersiowa | Talia | Biodra | Prawe udo | Lewe udo | Łydka |
|---|---|---|---|---|---|---|---|---|
| | | | | | | | | |
| | | | | | | | | |
| | | | | | | | | |

**Data:** _____  **Grupa mięśniowa:** _____

P  W  S  C  P  S  N    **Czas** _____
◯ ◯ ◯ ◯ ◯ ◯ ◯    **rozpoczęcia:**

**Waga:** _____    **Czas zakończenia:** _____

☐ **Górna część ciała:**    ☐ **Dolnej części ciała:**    ☐ **Abs**

| Ćwiczenia: | Ustawić: | 1 | 2 | 3 | 4 | 5 | 6 | 7 |
|---|---|---|---|---|---|---|---|---|
|  | Powtórzenia |  |  |  |  |  |  |  |
|  | Waga |  |  |  |  |  |  |  |
|  | Powtórzenia |  |  |  |  |  |  |  |
|  | Waga |  |  |  |  |  |  |  |
|  | Powtórzenia |  |  |  |  |  |  |  |
|  | Waga |  |  |  |  |  |  |  |
|  | Powtórzenia |  |  |  |  |  |  |  |
|  | Waga |  |  |  |  |  |  |  |
|  | Powtórzenia |  |  |  |  |  |  |  |
|  | Waga |  |  |  |  |  |  |  |
|  | Powtórzenia |  |  |  |  |  |  |  |
|  | Waga |  |  |  |  |  |  |  |
|  | Powtórzenia |  |  |  |  |  |  |  |
|  | Waga |  |  |  |  |  |  |  |
|  | Powtórzenia |  |  |  |  |  |  |  |
|  | Waga |  |  |  |  |  |  |  |

| Kardio | Czas | Dystans | Tętno | Spalone kalorie |
|---|---|---|---|---|
|  |  |  |  |  |
|  |  |  |  |  |
|  |  |  |  |  |

## Pomiary

| Szyja | Prawy biceps | lewy biceps | Klatka piersiowa | Talia | Biodra | Prawe udo | Lewe udo | Łydka |
|---|---|---|---|---|---|---|---|---|
|  |  |  |  |  |  |  |  |  |
|  |  |  |  |  |  |  |  |  |
|  |  |  |  |  |  |  |  |  |

**Data:** _____   **Grupa mięśniowa:** _____

P   W   S   C   P   S   N   **Czas** _____
◯   ◯   ◯   ◯   ◯   ◯   ◯   **rozpoczęcia:**

**Waga:** _____   **Czas zakończenia:** _____

☐ **Górna część ciała:**   ☐ **Dolnej części ciała:**   ☐ **Abs**

| Ćwiczenia: | Ustawić: | 1 | 2 | 3 | 4 | 5 | 6 | 7 |
|---|---|---|---|---|---|---|---|---|
| | Powtórzenia | | | | | | | |
| | Waga | | | | | | | |
| | Powtórzenia | | | | | | | |
| | Waga | | | | | | | |
| | Powtórzenia | | | | | | | |
| | Waga | | | | | | | |
| | Powtórzenia | | | | | | | |
| | Waga | | | | | | | |
| | Powtórzenia | | | | | | | |
| | Waga | | | | | | | |
| | Powtórzenia | | | | | | | |
| | Waga | | | | | | | |
| | Powtórzenia | | | | | | | |
| | Waga | | | | | | | |

| Kardio | Czas | Dystans | Tętno | Spalone kalorie |
|---|---|---|---|---|
| | | | | |
| | | | | |
| | | | | |

## Pomiary

| Szyja | Prawy biceps | lewy biceps | Klatka piersiowa | Talia | Biodra | Prawe udo | Lewe udo | Łydka |
|---|---|---|---|---|---|---|---|---|
| | | | | | | | | |
| | | | | | | | | |
| | | | | | | | | |

**Data:** _____ **Grupa mięśniowa:** _____

P   W   S   C   P   S   N     **Czas**

◯◯◯◯◯◯◯   **rozpoczęcia:** _____

**Waga:** _____    **Czas zakończenia:** _____

☐ **Górna część ciała:**    ☐ **Dolnej części ciała:**    ☐ **Abs**

| Ćwiczenia: | Ustawić: | 1 | 2 | 3 | 4 | 5 | 6 | 7 |
|---|---|---|---|---|---|---|---|---|
| | Powtórzenia | | | | | | | |
| | Waga | | | | | | | |
| | Powtórzenia | | | | | | | |
| | Waga | | | | | | | |
| | Powtórzenia | | | | | | | |
| | Waga | | | | | | | |
| | Powtórzenia | | | | | | | |
| | Waga | | | | | | | |
| | Powtórzenia | | | | | | | |
| | Waga | | | | | | | |
| | Powtórzenia | | | | | | | |
| | Waga | | | | | | | |
| | Powtórzenia | | | | | | | |
| | Waga | | | | | | | |
| | Powtórzenia | | | | | | | |
| | Waga | | | | | | | |

| Kardio | Czas | Dystans | Tętno | Spalone kalorie |
|---|---|---|---|---|
| | | | | |
| | | | | |
| | | | | |

## Pomiary

| Szyja | Prawy biceps | lewy biceps | Klatka piersiowa | Talia | Biodra | Prawe udo | Lewe udo | Łydka |
|---|---|---|---|---|---|---|---|---|
| | | | | | | | | |
| | | | | | | | | |
| | | | | | | | | |

**Data:** _____ **Grupa mięśniowa:** _____

P W S C P S N
○ ○ ○ ○ ○ ○ ○ **Czas rozpoczęcia:** _____

**Waga:** _____ **Czas zakończenia:** _____

☐ **Górna część ciała:** ☐ **Dolnej części ciała:** ☐ **Abs**

| Ćwiczenia: | Ustawić: | 1 | 2 | 3 | 4 | 5 | 6 | 7 |
|---|---|---|---|---|---|---|---|---|
| | Powtórzenia | | | | | | | |
| | Waga | | | | | | | |
| | Powtórzenia | | | | | | | |
| | Waga | | | | | | | |
| | Powtórzenia | | | | | | | |
| | Waga | | | | | | | |
| | Powtórzenia | | | | | | | |
| | Waga | | | | | | | |
| | Powtórzenia | | | | | | | |
| | Waga | | | | | | | |
| | Powtórzenia | | | | | | | |
| | Waga | | | | | | | |
| | Powtórzenia | | | | | | | |
| | Waga | | | | | | | |
| | Powtórzenia | | | | | | | |
| | Waga | | | | | | | |

| Kardio | Czas | Dystans | Tętno | Spalone kalorie |
|---|---|---|---|---|
| | | | | |
| | | | | |
| | | | | |

## Pomiary

| Szyja | Prawy biceps | lewy biceps | Klatka piersiowa | Talia | Biodra | Prawe udo | Lewe udo | Łydka |
|---|---|---|---|---|---|---|---|---|
| | | | | | | | | |
| | | | | | | | | |
| | | | | | | | | |

**Data:** _____  **Grupa mięśniowa:** _____

P  W  S  C  P  S  N
◯  ◯  ◯  ◯  ◯  ◯  ◯   **Czas rozpoczęcia:** _____

**Waga:** _____  **Czas zakończenia:** _____

☐ **Górna część ciała:**  ☐ **Dolnej części ciała:**  ☐ **Abs**

| Ćwiczenia: | Ustawić: | 1 | 2 | 3 | 4 | 5 | 6 | 7 |
|---|---|---|---|---|---|---|---|---|
| | Powtórzenia | | | | | | | |
| | Waga | | | | | | | |
| | Powtórzenia | | | | | | | |
| | Waga | | | | | | | |
| | Powtórzenia | | | | | | | |
| | Waga | | | | | | | |
| | Powtórzenia | | | | | | | |
| | Waga | | | | | | | |
| | Powtórzenia | | | | | | | |
| | Waga | | | | | | | |
| | Powtórzenia | | | | | | | |
| | Waga | | | | | | | |
| | Powtórzenia | | | | | | | |
| | Waga | | | | | | | |

| Kardio | Czas | Dystans | Tętno | Spalone kalorie |
|---|---|---|---|---|
| | | | | |
| | | | | |
| | | | | |

## Pomiary

| Szyja | Prawy biceps | lewy biceps | Klatka piersiowa | Talia | Biodra | Prawe udo | Lewe udo | Łydka |
|---|---|---|---|---|---|---|---|---|
| | | | | | | | | |
| | | | | | | | | |
| | | | | | | | | |

**Data:** _____ **Grupa mięśniowa:** _____

| P | W | S | C | P | S | N | **Czas** |
|---|---|---|---|---|---|---|---|
| ◯ | ◯ | ◯ | ◯ | ◯ | ◯ | ◯ | **rozpoczęcia:** _____ |

**Waga:** _____ **Czas zakończenia:** _____

☐ **Górna część ciała:**    ☐ **Dolnej części ciała:**    ☐ **Abs**

| Ćwiczenia: | Ustawić: | 1 | 2 | 3 | 4 | 5 | 6 | 7 |
|---|---|---|---|---|---|---|---|---|
| | Powtórzenia | | | | | | | |
| | Waga | | | | | | | |
| | Powtórzenia | | | | | | | |
| | Waga | | | | | | | |
| | Powtórzenia | | | | | | | |
| | Waga | | | | | | | |
| | Powtórzenia | | | | | | | |
| | Waga | | | | | | | |
| | Powtórzenia | | | | | | | |
| | Waga | | | | | | | |
| | Powtórzenia | | | | | | | |
| | Waga | | | | | | | |
| | Powtórzenia | | | | | | | |
| | Waga | | | | | | | |
| | Powtórzenia | | | | | | | |
| | Waga | | | | | | | |

| Kardio | Czas | Dystans | Tętno | Spalone kalorie |
|---|---|---|---|---|
| | | | | |
| | | | | |
| | | | | |

## Pomiary

| Szyja | Prawy biceps | lewy biceps | Klatka piersiowa | Talia | Biodra | Prawe udo | Lewe udo | Łydka |
|---|---|---|---|---|---|---|---|---|
| | | | | | | | | |
| | | | | | | | | |
| | | | | | | | | |

**Data:** _____  **Grupa mięśniowa:** _____

P  W  S  C  P  S  N  **Czas** _____
◯ ◯ ◯ ◯ ◯ ◯ ◯  **rozpoczęcia:**

**Waga:** _____  **Czas zakończenia:** _____

☐ **Górna część ciała:**   ☐ **Dolnej części ciała:**   ☐ **Abs**

| Ćwiczenia: | Ustawić: | 1 | 2 | 3 | 4 | 5 | 6 | 7 |
|---|---|---|---|---|---|---|---|---|
| | Powtórzenia | | | | | | | |
| | Waga | | | | | | | |
| | Powtórzenia | | | | | | | |
| | Waga | | | | | | | |
| | Powtórzenia | | | | | | | |
| | Waga | | | | | | | |
| | Powtórzenia | | | | | | | |
| | Waga | | | | | | | |
| | Powtórzenia | | | | | | | |
| | Waga | | | | | | | |
| | Powtórzenia | | | | | | | |
| | Waga | | | | | | | |
| | Powtórzenia | | | | | | | |
| | Waga | | | | | | | |
| | Powtórzenia | | | | | | | |
| | Waga | | | | | | | |

| Kardio | Czas | Dystans | Tętno | Spalone kalorie |
|---|---|---|---|---|
| | | | | |
| | | | | |
| | | | | |

## Pomiary

| Szyja | Prawy biceps | lewy biceps | Klatka piersiowa | Talia | Biodra | Prawe udo | Lewe udo | Łydka |
|---|---|---|---|---|---|---|---|---|
| | | | | | | | | |
| | | | | | | | | |
| | | | | | | | | |

**Data:** _____  **Grupa mięśniowa:** _____

P  W  S  C  P  S  N  **Czas**  _____
○  ○  ○  ○  ○  ○  ○  **rozpoczęcia:**

**Waga:** _____  **Czas zakończenia:** _____

☐ **Górna część ciała:**  ☐ **Dolnej części ciała:**  ☐ **Abs**

| Ćwiczenia: | Ustawić: | 1 | 2 | 3 | 4 | 5 | 6 | 7 |
|---|---|---|---|---|---|---|---|---|
|  | Powtórzenia |  |  |  |  |  |  |  |
|  | Waga |  |  |  |  |  |  |  |
|  | Powtórzenia |  |  |  |  |  |  |  |
|  | Waga |  |  |  |  |  |  |  |
|  | Powtórzenia |  |  |  |  |  |  |  |
|  | Waga |  |  |  |  |  |  |  |
|  | Powtórzenia |  |  |  |  |  |  |  |
|  | Waga |  |  |  |  |  |  |  |
|  | Powtórzenia |  |  |  |  |  |  |  |
|  | Waga |  |  |  |  |  |  |  |
|  | Powtórzenia |  |  |  |  |  |  |  |
|  | Waga |  |  |  |  |  |  |  |
|  | Powtórzenia |  |  |  |  |  |  |  |
|  | Waga |  |  |  |  |  |  |  |
|  | Powtórzenia |  |  |  |  |  |  |  |
|  | Waga |  |  |  |  |  |  |  |

| Kardio | Czas | Dystans | Tętno | Spalone kalorie |
|---|---|---|---|---|
|  |  |  |  |  |
|  |  |  |  |  |
|  |  |  |  |  |

## Pomiary

| Szyja | Prawy biceps | lewy biceps | Klatka piersiowa | Talia | Biodra | Prawe udo | Lewe udo | Łydka |
|---|---|---|---|---|---|---|---|---|
|  |  |  |  |  |  |  |  |  |
|  |  |  |  |  |  |  |  |  |
|  |  |  |  |  |  |  |  |  |

**Data:** _____ **Grupa mięśniowa:** _____

P W S C P S N    **Czas** _____
◯ ◯ ◯ ◯ ◯ ◯ ◯    **rozpoczęcia:**

**Waga:** _____    **Czas zakończenia:** _____

☐ **Górna część ciała:**    ☐ **Dolnej części ciała:**    ☐ **Abs**

| Ćwiczenia: | Ustawić: | 1 | 2 | 3 | 4 | 5 | 6 | 7 |
|---|---|---|---|---|---|---|---|---|
| | Powtórzenia | | | | | | | |
| | Waga | | | | | | | |
| | Powtórzenia | | | | | | | |
| | Waga | | | | | | | |
| | Powtórzenia | | | | | | | |
| | Waga | | | | | | | |
| | Powtórzenia | | | | | | | |
| | Waga | | | | | | | |
| | Powtórzenia | | | | | | | |
| | Waga | | | | | | | |
| | Powtórzenia | | | | | | | |
| | Waga | | | | | | | |
| | Powtórzenia | | | | | | | |
| | Waga | | | | | | | |
| | Powtórzenia | | | | | | | |
| | Waga | | | | | | | |

| Kardio | Czas | Dystans | Tętno | Spalone kalorie |
|---|---|---|---|---|
| | | | | |
| | | | | |
| | | | | |

## Pomiary

| Szyja | Prawy biceps | lewy biceps | Klatka piersiowa | Talia | Biodra | Prawe udo | Lewe udo | Łydka |
|---|---|---|---|---|---|---|---|---|
| | | | | | | | | |
| | | | | | | | | |
| | | | | | | | | |

**Data:** _____  **Grupa mięśniowa:** _____

P W S C P S N  **Czas rozpoczęcia:** _____
◯ ◯ ◯ ◯ ◯ ◯ ◯

**Waga:** _____  **Czas zakończenia:** _____

☐ **Górna część ciała:**  ☐ **Dolnej części ciała:**  ☐ **Abs**

| Ćwiczenia: | Ustawić: | 1 | 2 | 3 | 4 | 5 | 6 | 7 |
|---|---|---|---|---|---|---|---|---|
|  | Powtórzenia |  |  |  |  |  |  |  |
|  | Waga |  |  |  |  |  |  |  |
|  | Powtórzenia |  |  |  |  |  |  |  |
|  | Waga |  |  |  |  |  |  |  |
|  | Powtórzenia |  |  |  |  |  |  |  |
|  | Waga |  |  |  |  |  |  |  |
|  | Powtórzenia |  |  |  |  |  |  |  |
|  | Waga |  |  |  |  |  |  |  |
|  | Powtórzenia |  |  |  |  |  |  |  |
|  | Waga |  |  |  |  |  |  |  |
|  | Powtórzenia |  |  |  |  |  |  |  |
|  | Waga |  |  |  |  |  |  |  |
|  | Powtórzenia |  |  |  |  |  |  |  |
|  | Waga |  |  |  |  |  |  |  |
|  | Powtórzenia |  |  |  |  |  |  |  |
|  | Waga |  |  |  |  |  |  |  |

| Kardio | Czas | Dystans | Tętno | Spalone kalorie |
|---|---|---|---|---|
|  |  |  |  |  |
|  |  |  |  |  |
|  |  |  |  |  |

## Pomiary

| Szyja | Prawy biceps | lewy biceps | Klatka piersiowa | Talia | Biodra | Prawe udo | Lewe udo | Łydka |
|---|---|---|---|---|---|---|---|---|
|  |  |  |  |  |  |  |  |  |
|  |  |  |  |  |  |  |  |  |
|  |  |  |  |  |  |  |  |  |

Data: _____ Grupa mięśniowa: _____

P  W  S  C  P  S  N

◯ ◯ ◯ ◯ ◯ ◯ ◯   Czas rozpoczęcia: _____

Waga: _____  Czas zakończenia: _____

☐ Górna część ciała:  ☐ Dolnej części ciała:  ☐ Abs

| Ćwiczenia: | Ustawić: | 1 | 2 | 3 | 4 | 5 | 6 | 7 |
|---|---|---|---|---|---|---|---|---|
| | Powtórzenia | | | | | | | |
| | Waga | | | | | | | |
| | Powtórzenia | | | | | | | |
| | Waga | | | | | | | |
| | Powtórzenia | | | | | | | |
| | Waga | | | | | | | |
| | Powtórzenia | | | | | | | |
| | Waga | | | | | | | |
| | Powtórzenia | | | | | | | |
| | Waga | | | | | | | |
| | Powtórzenia | | | | | | | |
| | Waga | | | | | | | |
| | Powtórzenia | | | | | | | |
| | Waga | | | | | | | |
| | Powtórzenia | | | | | | | |
| | Waga | | | | | | | |

| Kardio | Czas | Dystans | Tętno | Spalone kalorie |
|---|---|---|---|---|
| | | | | |
| | | | | |
| | | | | |

## Pomiary

| Szyja | Prawy biceps | lewy biceps | Klatka piersiowa | Talia | Biodra | Prawe udo | Lewe udo | Łydka |
|---|---|---|---|---|---|---|---|---|
| | | | | | | | | |
| | | | | | | | | |
| | | | | | | | | |

**Data:** _____  **Grupa mięśniowa:** _____

P  W  S  C  P  S  N  **Czas** _____
◯ ◯ ◯ ◯ ◯ ◯ ◯  **rozpoczęcia:**

**Waga:** _____  **Czas zakończenia:** _____

☐ **Górna część ciała:**  ☐ **Dolnej części ciała:**  ☐ **Abs**

| Ćwiczenia: | Ustawić: | 1 | 2 | 3 | 4 | 5 | 6 | 7 |
|---|---|---|---|---|---|---|---|---|
| | Powtórzenia | | | | | | | |
| | Waga | | | | | | | |
| | Powtórzenia | | | | | | | |
| | Waga | | | | | | | |
| | Powtórzenia | | | | | | | |
| | Waga | | | | | | | |
| | Powtórzenia | | | | | | | |
| | Waga | | | | | | | |
| | Powtórzenia | | | | | | | |
| | Waga | | | | | | | |
| | Powtórzenia | | | | | | | |
| | Waga | | | | | | | |
| | Powtórzenia | | | | | | | |
| | Waga | | | | | | | |
| | Powtórzenia | | | | | | | |
| | Waga | | | | | | | |

| Kardio | Czas | Dystans | Tętno | Spalone kalorie |
|---|---|---|---|---|
| | | | | |
| | | | | |
| | | | | |

## Pomiary

| Szyja | Prawy biceps | lewy biceps | Klatka piersiowa | Talia | Biodra | Prawe udo | Lewe udo | Łydka |
|---|---|---|---|---|---|---|---|---|
| | | | | | | | | |
| | | | | | | | | |
| | | | | | | | | |

**Data:** _____ **Grupa mięśniowa:** _____

P W S C P S N  **Czas rozpoczęcia:** _____

◯ ◯ ◯ ◯ ◯ ◯ ◯

**Waga:** _____ **Czas zakończenia:** _____

☐ **Górna część ciała:**  ☐ **Dolnej części ciała:**  ☐ **Abs**

| Ćwiczenia: | Ustawić: | 1 | 2 | 3 | 4 | 5 | 6 | 7 |
|---|---|---|---|---|---|---|---|---|
| | Powtórzenia | | | | | | | |
| | Waga | | | | | | | |
| | Powtórzenia | | | | | | | |
| | Waga | | | | | | | |
| | Powtórzenia | | | | | | | |
| | Waga | | | | | | | |
| | Powtórzenia | | | | | | | |
| | Waga | | | | | | | |
| | Powtórzenia | | | | | | | |
| | Waga | | | | | | | |
| | Powtórzenia | | | | | | | |
| | Waga | | | | | | | |
| | Powtórzenia | | | | | | | |
| | Waga | | | | | | | |
| | Powtórzenia | | | | | | | |
| | Waga | | | | | | | |

| Kardio | Czas | Dystans | Tętno | Spalone kalorie |
|---|---|---|---|---|
| | | | | |
| | | | | |
| | | | | |

## Pomiary

| Szyja | Prawy biceps | lewy biceps | Klatka piersiowa | Talia | Biodra | Prawe udo | Lewe udo | Łydka |
|---|---|---|---|---|---|---|---|---|
| | | | | | | | | |
| | | | | | | | | |
| | | | | | | | | |

**Data:** _____ **Grupa mięśniowa:** _____

P  W  S  C  P  S  N  **Czas** _____
◯ ◯ ◯ ◯ ◯ ◯ ◯ **rozpoczęcia:**

**Waga:** _____ **Czas zakończenia:** _____

☐ **Górna część ciała:**  ☐ **Dolnej części ciała:**  ☐ **Abs**

| Ćwiczenia: | Ustawić: | 1 | 2 | 3 | 4 | 5 | 6 | 7 |
|---|---|---|---|---|---|---|---|---|
| | Powtórzenia | | | | | | | |
| | Waga | | | | | | | |
| | Powtórzenia | | | | | | | |
| | Waga | | | | | | | |
| | Powtórzenia | | | | | | | |
| | Waga | | | | | | | |
| | Powtórzenia | | | | | | | |
| | Waga | | | | | | | |
| | Powtórzenia | | | | | | | |
| | Waga | | | | | | | |
| | Powtórzenia | | | | | | | |
| | Waga | | | | | | | |
| | Powtórzenia | | | | | | | |
| | Waga | | | | | | | |
| | Powtórzenia | | | | | | | |
| | Waga | | | | | | | |

| Kardio | Czas | Dystans | Tętno | Spalone kalorie |
|---|---|---|---|---|
| | | | | |
| | | | | |
| | | | | |

## Pomiary

| Szyja | Prawy biceps | lewy biceps | Klatka piersiowa | Talia | Biodra | Prawe udo | Lewe udo | Łydka |
|---|---|---|---|---|---|---|---|---|
| | | | | | | | | |
| | | | | | | | | |
| | | | | | | | | |

**Data:** _____ **Grupa mięśniowa:** _____

**P W S C P S N**
◯◯◯◯◯◯◯

**Czas rozpoczęcia:** _____

**Waga:** _____

**Czas zakończenia:** _____

☐ **Górna część ciała:** ☐ **Dolnej części ciała:** ☐ **Abs**

| Ćwiczenia: | Ustawić: | 1 | 2 | 3 | 4 | 5 | 6 | 7 |
|---|---|---|---|---|---|---|---|---|
| | Powtórzenia | | | | | | | |
| | Waga | | | | | | | |
| | Powtórzenia | | | | | | | |
| | Waga | | | | | | | |
| | Powtórzenia | | | | | | | |
| | Waga | | | | | | | |
| | Powtórzenia | | | | | | | |
| | Waga | | | | | | | |
| | Powtórzenia | | | | | | | |
| | Waga | | | | | | | |
| | Powtórzenia | | | | | | | |
| | Waga | | | | | | | |
| | Powtórzenia | | | | | | | |
| | Waga | | | | | | | |
| | Powtórzenia | | | | | | | |
| | Waga | | | | | | | |

| Kardio | Czas | Dystans | Tętno | Spalone kalorie |
|---|---|---|---|---|
| | | | | |
| | | | | |
| | | | | |

## Pomiary

| Szyja | Prawy biceps | lewy biceps | Klatka piersiowa | Talia | Biodra | Prawe udo | Lewe udo | Łydka |
|---|---|---|---|---|---|---|---|---|
| | | | | | | | | |
| | | | | | | | | |
| | | | | | | | | |

**Data:** _____ **Grupa mięśniowa:** _____

P  W  S  C  P  S  N

◯ ◯ ◯ ◯ ◯ ◯ ◯   **Czas rozpoczęcia:** _____

**Waga:** _____ **Czas zakończenia:** _____

☐ **Górna część ciała:**   ☐ **Dolnej części ciała:**   ☐ **Abs**

| Ćwiczenia: | Ustawić: | 1 | 2 | 3 | 4 | 5 | 6 | 7 |
|---|---|---|---|---|---|---|---|---|
| | Powtórzenia | | | | | | | |
| | Waga | | | | | | | |
| | Powtórzenia | | | | | | | |
| | Waga | | | | | | | |
| | Powtórzenia | | | | | | | |
| | Waga | | | | | | | |
| | Powtórzenia | | | | | | | |
| | Waga | | | | | | | |
| | Powtórzenia | | | | | | | |
| | Waga | | | | | | | |
| | Powtórzenia | | | | | | | |
| | Waga | | | | | | | |
| | Powtórzenia | | | | | | | |
| | Waga | | | | | | | |
| | Powtórzenia | | | | | | | |
| | Waga | | | | | | | |

| Kardio | Czas | Dystans | Tętno | Spalone kalorie |
|---|---|---|---|---|
| | | | | |
| | | | | |
| | | | | |

## Pomiary

| Szyja | Prawy biceps | lewy biceps | Klatka piersiowa | Talia | Biodra | Prawe udo | Lewe udo | Łydka |
|---|---|---|---|---|---|---|---|---|
| | | | | | | | | |
| | | | | | | | | |
| | | | | | | | | |

**Data:** _____ **Grupa mięśniowa:** _____

| P | W | S | C | P | S | N | **Czas rozpoczęcia:** _____ |
| ◯ | ◯ | ◯ | ◯ | ◯ | ◯ | ◯ | |

**Waga:** _____ **Czas zakończenia:** _____

☐ **Górna część ciała:**   ☐ **Dolnej części ciała:**   ☐ **Abs**

| Ćwiczenia: | Ustawić: | 1 | 2 | 3 | 4 | 5 | 6 | 7 |
|---|---|---|---|---|---|---|---|---|
| | Powtórzenia | | | | | | | |
| | Waga | | | | | | | |
| | Powtórzenia | | | | | | | |
| | Waga | | | | | | | |
| | Powtórzenia | | | | | | | |
| | Waga | | | | | | | |
| | Powtórzenia | | | | | | | |
| | Waga | | | | | | | |
| | Powtórzenia | | | | | | | |
| | Waga | | | | | | | |
| | Powtórzenia | | | | | | | |
| | Waga | | | | | | | |
| | Powtórzenia | | | | | | | |
| | Waga | | | | | | | |
| | Powtórzenia | | | | | | | |
| | Waga | | | | | | | |

| Kardio | Czas | Dystans | Tętno | Spalone kalorie |
|---|---|---|---|---|
| | | | | |
| | | | | |
| | | | | |

## Pomiary

| Szyja | Prawy biceps | lewy biceps | Klatka piersiowa | Talia | Biodra | Prawe udo | Lewe udo | Łydka |
|---|---|---|---|---|---|---|---|---|
| | | | | | | | | |
| | | | | | | | | |
| | | | | | | | | |

**Data:** _____ **Grupa mięśniowa:** _____

P   W   S   C   P   S   N     **Czas** _____
◯ ◯ ◯ ◯ ◯ ◯ ◯   **rozpoczęcia:**

**Waga:** _____   **Czas zakończenia:** _____

☐ **Górna część ciała:**   ☐ **Dolnej części ciała:**   ☐ **Abs**

| Ćwiczenia: | Ustawić: | 1 | 2 | 3 | 4 | 5 | 6 | 7 |
|---|---|---|---|---|---|---|---|---|
| | Powtórzenia | | | | | | | |
| | Waga | | | | | | | |
| | Powtórzenia | | | | | | | |
| | Waga | | | | | | | |
| | Powtórzenia | | | | | | | |
| | Waga | | | | | | | |
| | Powtórzenia | | | | | | | |
| | Waga | | | | | | | |
| | Powtórzenia | | | | | | | |
| | Waga | | | | | | | |
| | Powtórzenia | | | | | | | |
| | Waga | | | | | | | |
| | Powtórzenia | | | | | | | |
| | Waga | | | | | | | |
| | Powtórzenia | | | | | | | |
| | Waga | | | | | | | |

| Kardio | Czas | Dystans | Tętno | Spalone kalorie |
|---|---|---|---|---|
| | | | | |
| | | | | |
| | | | | |

## Pomiary

| Szyja | Prawy biceps | lewy biceps | Klatka piersiowa | Talia | Biodra | Prawe udo | Lewe udo | Łydka |
|---|---|---|---|---|---|---|---|---|
| | | | | | | | | |
| | | | | | | | | |
| | | | | | | | | |

**Data:** _____ **Grupa mięśniowa:** _____

P  W  S  C  P  S  N    **Czas rozpoczęcia:** _____

◯ ◯ ◯ ◯ ◯ ◯ ◯

**Waga:** _____ **Czas zakończenia:** _____

☐ **Górna część ciała:**  ☐ **Dolnej części ciała:**  ☐ **Abs**

| Ćwiczenia: | Ustawić: | 1 | 2 | 3 | 4 | 5 | 6 | 7 |
|---|---|---|---|---|---|---|---|---|
| | Powtórzenia | | | | | | | |
| | Waga | | | | | | | |
| | Powtórzenia | | | | | | | |
| | Waga | | | | | | | |
| | Powtórzenia | | | | | | | |
| | Waga | | | | | | | |
| | Powtórzenia | | | | | | | |
| | Waga | | | | | | | |
| | Powtórzenia | | | | | | | |
| | Waga | | | | | | | |
| | Powtórzenia | | | | | | | |
| | Waga | | | | | | | |
| | Powtórzenia | | | | | | | |
| | Waga | | | | | | | |
| | Powtórzenia | | | | | | | |
| | Waga | | | | | | | |

| Kardio | Czas | Dystans | Tętno | Spalone kalorie |
|---|---|---|---|---|
| | | | | |
| | | | | |
| | | | | |

## Pomiary

| Szyja | Prawy biceps | lewy biceps | Klatka piersiowa | Talia | Biodra | Prawe udo | Lewe udo | Łydka |
|---|---|---|---|---|---|---|---|---|
| | | | | | | | | |
| | | | | | | | | |
| | | | | | | | | |

**Data:** _____  **Grupa mięśniowa:** _____

P  W  S  C  P  S  N  **Czas rozpoczęcia:** _____

◯ ◯ ◯ ◯ ◯ ◯ ◯

**Waga:** _____  **Czas zakończenia:** _____

☐ **Górna część ciała:**  ☐ **Dolnej części ciała:**  ☐ **Abs**

| Ćwiczenia: | Ustawić: | 1 | 2 | 3 | 4 | 5 | 6 | 7 |
|---|---|---|---|---|---|---|---|---|
|  | Powtórzenia |  |  |  |  |  |  |  |
|  | Waga |  |  |  |  |  |  |  |
|  | Powtórzenia |  |  |  |  |  |  |  |
|  | Waga |  |  |  |  |  |  |  |
|  | Powtórzenia |  |  |  |  |  |  |  |
|  | Waga |  |  |  |  |  |  |  |
|  | Powtórzenia |  |  |  |  |  |  |  |
|  | Waga |  |  |  |  |  |  |  |
|  | Powtórzenia |  |  |  |  |  |  |  |
|  | Waga |  |  |  |  |  |  |  |
|  | Powtórzenia |  |  |  |  |  |  |  |
|  | Waga |  |  |  |  |  |  |  |
|  | Powtórzenia |  |  |  |  |  |  |  |
|  | Waga |  |  |  |  |  |  |  |
|  | Powtórzenia |  |  |  |  |  |  |  |
|  | Waga |  |  |  |  |  |  |  |

| Kardio | Czas | Dystans | Tętno | Spalone kalorie |
|---|---|---|---|---|
|  |  |  |  |  |
|  |  |  |  |  |
|  |  |  |  |  |

## Pomiary

| Szyja | Prawy biceps | lewy biceps | Klatka piersiowa | Talia | Biodra | Prawe udo | Lewe udo | Łydka |
|---|---|---|---|---|---|---|---|---|
|  |  |  |  |  |  |  |  |  |
|  |  |  |  |  |  |  |  |  |
|  |  |  |  |  |  |  |  |  |

**Data:** _____ **Grupa mięśniowa:** _____

P  W  S  C  P  S  N  **Czas** _____
◯ ◯ ◯ ◯ ◯ ◯ ◯  **rozpoczęcia:**

**Waga:** _____ **Czas zakończenia:** _____

☐ **Górna część ciała:** ☐ **Dolnej części ciała:** ☐ **Abs**

| Ćwiczenia: | Ustawić: | 1 | 2 | 3 | 4 | 5 | 6 | 7 |
|---|---|---|---|---|---|---|---|---|
| | Powtórzenia | | | | | | | |
| | Waga | | | | | | | |
| | Powtórzenia | | | | | | | |
| | Waga | | | | | | | |
| | Powtórzenia | | | | | | | |
| | Waga | | | | | | | |
| | Powtórzenia | | | | | | | |
| | Waga | | | | | | | |
| | Powtórzenia | | | | | | | |
| | Waga | | | | | | | |
| | Powtórzenia | | | | | | | |
| | Waga | | | | | | | |
| | Powtórzenia | | | | | | | |
| | Waga | | | | | | | |
| | Powtórzenia | | | | | | | |
| | Waga | | | | | | | |

| Kardio | Czas | Dystans | Tętno | Spalone kalorie |
|---|---|---|---|---|
| | | | | |
| | | | | |
| | | | | |

## Pomiary

| Szyja | Prawy biceps | lewy biceps | Klatka piersiowa | Talia | Biodra | Prawe udo | Lewe udo | Łydka |
|---|---|---|---|---|---|---|---|---|
| | | | | | | | | |
| | | | | | | | | |
| | | | | | | | | |

**Data:** _____ **Grupa mięśniowa:** _____

P  W  S  C  P  S  N     **Czas rozpoczęcia:** _____
◯ ◯ ◯ ◯ ◯ ◯ ◯

**Waga:** _____ **Czas zakończenia:** _____

☐ **Górna część ciała:**    ☐ **Dolnej części ciała:**    ☐ **Abs**

| Ćwiczenia: | Ustawić: | 1 | 2 | 3 | 4 | 5 | 6 | 7 |
|---|---|---|---|---|---|---|---|---|
| | Powtórzenia | | | | | | | |
| | Waga | | | | | | | |
| | Powtórzenia | | | | | | | |
| | Waga | | | | | | | |
| | Powtórzenia | | | | | | | |
| | Waga | | | | | | | |
| | Powtórzenia | | | | | | | |
| | Waga | | | | | | | |
| | Powtórzenia | | | | | | | |
| | Waga | | | | | | | |
| | Powtórzenia | | | | | | | |
| | Waga | | | | | | | |
| | Powtórzenia | | | | | | | |
| | Waga | | | | | | | |
| | Powtórzenia | | | | | | | |
| | Waga | | | | | | | |

| Kardio | Czas | Dystans | Tętno | Spalone kalorie |
|---|---|---|---|---|
| | | | | |
| | | | | |
| | | | | |

## Pomiary

| Szyja | Prawy biceps | lewy biceps | Klatka piersiowa | Talia | Biodra | Prawe udo | Lewe udo | Łydka |
|---|---|---|---|---|---|---|---|---|
| | | | | | | | | |
| | | | | | | | | |
| | | | | | | | | |

**Data:** _____ **Grupa mięśniowa:** _____

| P | W | S | C | P | S | N |
|---|---|---|---|---|---|---|
| ○ | ○ | ○ | ○ | ○ | ○ | ○ |

**Czas rozpoczęcia:** _____

**Waga:** _____ **Czas zakończenia:** _____

☐ **Górna część ciała:** ☐ **Dolnej części ciała:** ☐ **Abs**

| Ćwiczenia: | Ustawić: | 1 | 2 | 3 | 4 | 5 | 6 | 7 |
|---|---|---|---|---|---|---|---|---|
| | Powtórzenia | | | | | | | |
| | Waga | | | | | | | |
| | Powtórzenia | | | | | | | |
| | Waga | | | | | | | |
| | Powtórzenia | | | | | | | |
| | Waga | | | | | | | |
| | Powtórzenia | | | | | | | |
| | Waga | | | | | | | |
| | Powtórzenia | | | | | | | |
| | Waga | | | | | | | |
| | Powtórzenia | | | | | | | |
| | Waga | | | | | | | |
| | Powtórzenia | | | | | | | |
| | Waga | | | | | | | |
| | Powtórzenia | | | | | | | |
| | Waga | | | | | | | |

| Kardio | Czas | Dystans | Tętno | Spalone kalorie |
|---|---|---|---|---|
| | | | | |
| | | | | |
| | | | | |

## Pomiary

| Szyja | Prawy biceps | lewy biceps | Klatka piersiowa | Talia | Biodra | Prawe udo | Lewe udo | Łydka |
|---|---|---|---|---|---|---|---|---|
| | | | | | | | | |
| | | | | | | | | |
| | | | | | | | | |

**Data:** _____ **Grupa mięśniowa:** _____

P W S C P S N **Czas** _____
◯ ◯ ◯ ◯ ◯ ◯ ◯ **rozpoczęcia:**

**Waga:** _____ **Czas zakończenia:** _____

☐ **Górna część ciała:** ☐ **Dolnej części ciała:** ☐ **Abs**

| Ćwiczenia: | Ustawić: | 1 | 2 | 3 | 4 | 5 | 6 | 7 |
|---|---|---|---|---|---|---|---|---|
| | Powtórzenia | | | | | | | |
| | Waga | | | | | | | |
| | Powtórzenia | | | | | | | |
| | Waga | | | | | | | |
| | Powtórzenia | | | | | | | |
| | Waga | | | | | | | |
| | Powtórzenia | | | | | | | |
| | Waga | | | | | | | |
| | Powtórzenia | | | | | | | |
| | Waga | | | | | | | |
| | Powtórzenia | | | | | | | |
| | Waga | | | | | | | |
| | Powtórzenia | | | | | | | |
| | Waga | | | | | | | |
| | Powtórzenia | | | | | | | |
| | Waga | | | | | | | |

| Kardio | Czas | Dystans | Tętno | Spalone kalorie |
|---|---|---|---|---|
| | | | | |
| | | | | |
| | | | | |

## Pomiary

| Szyja | Prawy biceps | lewy biceps | Klatka piersiowa | Talia | Biodra | Prawe udo | Lewe udo | Łydka |
|---|---|---|---|---|---|---|---|---|
| | | | | | | | | |
| | | | | | | | | |
| | | | | | | | | |

**Data:** _____ **Grupa mięśniowa:** _____

P W S C P S N
◯ ◯ ◯ ◯ ◯ ◯ ◯

**Czas rozpoczęcia:** _____

**Waga:** _____

**Czas zakończenia:** _____

☐ **Górna część ciała:** ☐ **Dolnej części ciała:** ☐ **Abs**

| Ćwiczenia: | Ustawić: | 1 | 2 | 3 | 4 | 5 | 6 | 7 |
|---|---|---|---|---|---|---|---|---|
| | Powtórzenia | | | | | | | |
| | Waga | | | | | | | |
| | Powtórzenia | | | | | | | |
| | Waga | | | | | | | |
| | Powtórzenia | | | | | | | |
| | Waga | | | | | | | |
| | Powtórzenia | | | | | | | |
| | Waga | | | | | | | |
| | Powtórzenia | | | | | | | |
| | Waga | | | | | | | |
| | Powtórzenia | | | | | | | |
| | Waga | | | | | | | |
| | Powtórzenia | | | | | | | |
| | Waga | | | | | | | |
| | Powtórzenia | | | | | | | |
| | Waga | | | | | | | |

| Kardio | Czas | Dystans | Tętno | Spalone kalorie |
|---|---|---|---|---|
| | | | | |
| | | | | |
| | | | | |

## Pomiary

| Szyja | Prawy biceps | lewy biceps | Klatka piersiowa | Talia | Biodra | Prawe udo | Lewe udo | Łydka |
|---|---|---|---|---|---|---|---|---|
| | | | | | | | | |
| | | | | | | | | |
| | | | | | | | | |

**Data:** _____ **Grupa mięśniowa:** _____

P　W　S　C　P　S　N　**Czas** _____
◯　◯　◯　◯　◯　◯　◯　**rozpoczęcia:**

**Waga:** _____ **Czas zakończenia:** _____

☐ **Górna część ciała:** ☐ **Dolnej części ciała:** ☐ **Abs**

| Ćwiczenia: | Ustawić: | 1 | 2 | 3 | 4 | 5 | 6 | 7 |
|---|---|---|---|---|---|---|---|---|
| | Powtórzenia | | | | | | | |
| | Waga | | | | | | | |
| | Powtórzenia | | | | | | | |
| | Waga | | | | | | | |
| | Powtórzenia | | | | | | | |
| | Waga | | | | | | | |
| | Powtórzenia | | | | | | | |
| | Waga | | | | | | | |
| | Powtórzenia | | | | | | | |
| | Waga | | | | | | | |
| | Powtórzenia | | | | | | | |
| | Waga | | | | | | | |
| | Powtórzenia | | | | | | | |
| | Waga | | | | | | | |
| | Powtórzenia | | | | | | | |
| | Waga | | | | | | | |

| Kardio | Czas | Dystans | Tętno | Spalone kalorie |
|---|---|---|---|---|
| | | | | |
| | | | | |
| | | | | |

## Pomiary

| Szyja | Prawy biceps | lewy biceps | Klatka piersiowa | Talia | Biodra | Prawe udo | Lewe udo | Łydka |
|---|---|---|---|---|---|---|---|---|
| | | | | | | | | |
| | | | | | | | | |
| | | | | | | | | |

**Data:** _____ **Grupa mięśniowa:** _____

P  W  S  C  P  S  N   **Czas** _____
◯ ◯ ◯ ◯ ◯ ◯ ◯   **rozpoczęcia:**

**Waga:** _____   **Czas zakończenia:** _____

☐ **Górna część ciała:**   ☐ **Dolnej części ciała:**   ☐ **Abs**

| Ćwiczenia: | Ustawić: | 1 | 2 | 3 | 4 | 5 | 6 | 7 |
|---|---|---|---|---|---|---|---|---|
| | Powtórzenia | | | | | | | |
| | Waga | | | | | | | |
| | Powtórzenia | | | | | | | |
| | Waga | | | | | | | |
| | Powtórzenia | | | | | | | |
| | Waga | | | | | | | |
| | Powtórzenia | | | | | | | |
| | Waga | | | | | | | |
| | Powtórzenia | | | | | | | |
| | Waga | | | | | | | |
| | Powtórzenia | | | | | | | |
| | Waga | | | | | | | |
| | Powtórzenia | | | | | | | |
| | Waga | | | | | | | |
| | Powtórzenia | | | | | | | |
| | Waga | | | | | | | |

| Kardio | Czas | Dystans | Tętno | Spalone kalorie |
|---|---|---|---|---|
| | | | | |
| | | | | |
| | | | | |

## Pomiary

| Szyja | Prawy biceps | lewy biceps | Klatka piersiowa | Talia | Biodra | Prawe udo | Lewe udo | Łydka |
|---|---|---|---|---|---|---|---|---|
| | | | | | | | | |
| | | | | | | | | |
| | | | | | | | | |

**Data:** _____ **Grupa mięśniowa:** _____

P   W   S   C   P   S   N       **Czas**
◯  ◯  ◯  ◯  ◯  ◯  ◯       **rozpoczęcia:** _____

**Waga:** _____       **Czas zakończenia:** _____

◻ **Górna część ciała:**   ◻ **Dolnej części ciała:**   ◻ **Abs**

| Ćwiczenia: | Ustawić: | 1 | 2 | 3 | 4 | 5 | 6 | 7 |
|---|---|---|---|---|---|---|---|---|
| | Powtórzenia | | | | | | | |
| | Waga | | | | | | | |
| | Powtórzenia | | | | | | | |
| | Waga | | | | | | | |
| | Powtórzenia | | | | | | | |
| | Waga | | | | | | | |
| | Powtórzenia | | | | | | | |
| | Waga | | | | | | | |
| | Powtórzenia | | | | | | | |
| | Waga | | | | | | | |
| | Powtórzenia | | | | | | | |
| | Waga | | | | | | | |
| | Powtórzenia | | | | | | | |
| | Waga | | | | | | | |
| | Powtórzenia | | | | | | | |
| | Waga | | | | | | | |

| Kardio | Czas | Dystans | Tętno | Spalone kalorie |
|---|---|---|---|---|
| | | | | |
| | | | | |
| | | | | |

## Pomiary

| Szyja | Prawy biceps | lewy biceps | Klatka piersiowa | Talia | Biodra | Prawe udo | Lewe udo | Łydka |
|---|---|---|---|---|---|---|---|---|
| | | | | | | | | |
| | | | | | | | | |
| | | | | | | | | |

**Data:** _____ **Grupa mięśniowa:** _____

P   W   S   C   P   S   N   **Czas** _____
◯  ◯  ◯  ◯  ◯  ◯  ◯   **rozpoczęcia:**

**Waga:** _____   **Czas zakończenia:** _____

☐ **Górna część ciała:**   ☐ **Dolnej części ciała:**   ☐ **Abs**

| Ćwiczenia: | Ustawić: | 1 | 2 | 3 | 4 | 5 | 6 | 7 |
|---|---|---|---|---|---|---|---|---|
|  | Powtórzenia |  |  |  |  |  |  |  |
|  | Waga |  |  |  |  |  |  |  |
|  | Powtórzenia |  |  |  |  |  |  |  |
|  | Waga |  |  |  |  |  |  |  |
|  | Powtórzenia |  |  |  |  |  |  |  |
|  | Waga |  |  |  |  |  |  |  |
|  | Powtórzenia |  |  |  |  |  |  |  |
|  | Waga |  |  |  |  |  |  |  |
|  | Powtórzenia |  |  |  |  |  |  |  |
|  | Waga |  |  |  |  |  |  |  |
|  | Powtórzenia |  |  |  |  |  |  |  |
|  | Waga |  |  |  |  |  |  |  |
|  | Powtórzenia |  |  |  |  |  |  |  |
|  | Waga |  |  |  |  |  |  |  |
|  | Powtórzenia |  |  |  |  |  |  |  |
|  | Waga |  |  |  |  |  |  |  |

| Kardio | Czas | Dystans | Tętno | Spalone kalorie |
|---|---|---|---|---|
|  |  |  |  |  |
|  |  |  |  |  |
|  |  |  |  |  |

## Pomiary

| Szyja | Prawy biceps | lewy biceps | Klatka piersiowa | Talia | Biodra | Prawe udo | Lewe udo | Łydka |
|---|---|---|---|---|---|---|---|---|
|  |  |  |  |  |  |  |  |  |
|  |  |  |  |  |  |  |  |  |
|  |  |  |  |  |  |  |  |  |

**Data:** _____  **Grupa mięśniowa:** _____

P  W  S  C  P  S  N   **Czas** _____
◯  ◯  ◯  ◯  ◯  ◯  ◯   **rozpoczęcia:**

**Waga:** _____  **Czas zakończenia:** _____

☐ **Górna część ciała:**  ☐ **Dolnej części ciała:**  ☐ **Abs**

| Ćwiczenia: | Ustawić: | 1 | 2 | 3 | 4 | 5 | 6 | 7 |
|---|---|---|---|---|---|---|---|---|
| | Powtórzenia | | | | | | | |
| | Waga | | | | | | | |
| | Powtórzenia | | | | | | | |
| | Waga | | | | | | | |
| | Powtórzenia | | | | | | | |
| | Waga | | | | | | | |
| | Powtórzenia | | | | | | | |
| | Waga | | | | | | | |
| | Powtórzenia | | | | | | | |
| | Waga | | | | | | | |
| | Powtórzenia | | | | | | | |
| | Waga | | | | | | | |
| | Powtórzenia | | | | | | | |
| | Waga | | | | | | | |
| | Powtórzenia | | | | | | | |
| | Waga | | | | | | | |

| Kardio | Czas | Dystans | Tętno | Spalone kalorie |
|---|---|---|---|---|
| | | | | |
| | | | | |
| | | | | |

## Pomiary

| Szyja | Prawy biceps | lewy biceps | Klatka piersiowa | Talia | Biodra | Prawe udo | Lewe udo | Łydka |
|---|---|---|---|---|---|---|---|---|
| | | | | | | | | |
| | | | | | | | | |
| | | | | | | | | |

**Data:** _____ **Grupa mięśniowa:** _____

P   W   S   C   P   S   N     **Czas rozpoczęcia:** _____
◯ ◯ ◯ ◯ ◯ ◯ ◯

**Waga:** _____   **Czas zakończenia:** _____

☐ **Górna część ciała:**   ☐ **Dolnej części ciała:**   ☐ **Abs**

| Ćwiczenia: | Ustawić: | 1 | 2 | 3 | 4 | 5 | 6 | 7 |
|---|---|---|---|---|---|---|---|---|
|  | Powtórzenia |  |  |  |  |  |  |  |
|  | Waga |  |  |  |  |  |  |  |
|  | Powtórzenia |  |  |  |  |  |  |  |
|  | Waga |  |  |  |  |  |  |  |
|  | Powtórzenia |  |  |  |  |  |  |  |
|  | Waga |  |  |  |  |  |  |  |
|  | Powtórzenia |  |  |  |  |  |  |  |
|  | Waga |  |  |  |  |  |  |  |
|  | Powtórzenia |  |  |  |  |  |  |  |
|  | Waga |  |  |  |  |  |  |  |
|  | Powtórzenia |  |  |  |  |  |  |  |
|  | Waga |  |  |  |  |  |  |  |
|  | Powtórzenia |  |  |  |  |  |  |  |
|  | Waga |  |  |  |  |  |  |  |
|  | Powtórzenia |  |  |  |  |  |  |  |
|  | Waga |  |  |  |  |  |  |  |

| Kardio | Czas | Dystans | Tętno | Spalone kalorie |
|---|---|---|---|---|
|  |  |  |  |  |
|  |  |  |  |  |
|  |  |  |  |  |

## Pomiary

| Szyja | Prawy biceps | lewy biceps | Klatka piersiowa | Talia | Biodra | Prawe udo | Lewe udo | Łydka |
|---|---|---|---|---|---|---|---|---|
|  |  |  |  |  |  |  |  |  |
|  |  |  |  |  |  |  |  |  |
|  |  |  |  |  |  |  |  |  |

**Data:** _____ **Grupa mięśniowa:** _____

P   W   S   C   P   S   N     **Czas rozpoczęcia:** _____

◯ ◯ ◯ ◯ ◯ ◯ ◯

**Waga:** _____   **Czas zakończenia:** _____

☐ **Górna część ciała:**   ☐ **Dolnej części ciała:**   ☐ **Abs**

| Ćwiczenia: | Ustawić: | 1 | 2 | 3 | 4 | 5 | 6 | 7 |
|---|---|---|---|---|---|---|---|---|
| | Powtórzenia | | | | | | | |
| | Waga | | | | | | | |
| | Powtórzenia | | | | | | | |
| | Waga | | | | | | | |
| | Powtórzenia | | | | | | | |
| | Waga | | | | | | | |
| | Powtórzenia | | | | | | | |
| | Waga | | | | | | | |
| | Powtórzenia | | | | | | | |
| | Waga | | | | | | | |
| | Powtórzenia | | | | | | | |
| | Waga | | | | | | | |
| | Powtórzenia | | | | | | | |
| | Waga | | | | | | | |
| | Powtórzenia | | | | | | | |
| | Waga | | | | | | | |

| Kardio | Czas | Dystans | Tętno | Spalone kalorie |
|---|---|---|---|---|
| | | | | |
| | | | | |
| | | | | |

## Pomiary

| Szyja | Prawy biceps | lewy biceps | Klatka piersiowa | Talia | Biodra | Prawe udo | Lewe udo | Łydka |
|---|---|---|---|---|---|---|---|---|
| | | | | | | | | |
| | | | | | | | | |
| | | | | | | | | |

**Data:** _____ **Grupa mięśniowa:** _____

P   W   S   C   P   S   N    **Czas** _____
◯ ◯ ◯ ◯ ◯ ◯ ◯    **rozpoczęcia:**

**Waga:** _____ **Czas zakończenia:** _____

☐ **Górna część ciała:**     ☐ **Dolnej części ciała:**     ☐ **Abs**

| Ćwiczenia: | Ustawić: | 1 | 2 | 3 | 4 | 5 | 6 | 7 |
|---|---|---|---|---|---|---|---|---|
| | Powtórzenia | | | | | | | |
| | Waga | | | | | | | |
| | Powtórzenia | | | | | | | |
| | Waga | | | | | | | |
| | Powtórzenia | | | | | | | |
| | Waga | | | | | | | |
| | Powtórzenia | | | | | | | |
| | Waga | | | | | | | |
| | Powtórzenia | | | | | | | |
| | Waga | | | | | | | |
| | Powtórzenia | | | | | | | |
| | Waga | | | | | | | |
| | Powtórzenia | | | | | | | |
| | Waga | | | | | | | |
| | Powtórzenia | | | | | | | |
| | Waga | | | | | | | |

| Kardio | Czas | Dystans | Tętno | Spalone kalorie |
|---|---|---|---|---|
| | | | | |
| | | | | |
| | | | | |

## Pomiary

| Szyja | Prawy biceps | lewy biceps | Klatka piersiowa | Talia | Biodra | Prawe udo | Lewe udo | Łydka |
|---|---|---|---|---|---|---|---|---|
| | | | | | | | | |
| | | | | | | | | |
| | | | | | | | | |

Data: _____ Grupa mięśniowa: _____

P   W   S   C   P   S   N       Czas
○   ○   ○   ○   ○   ○   ○       rozpoczęcia: _____

Waga: _____       Czas zakończenia: _____

☐ Górna część ciała:   ☐ Dolnej części ciała:   ☐ Abs

| Ćwiczenia: | Ustawić: | 1 | 2 | 3 | 4 | 5 | 6 | 7 |
|---|---|---|---|---|---|---|---|---|
| | Powtórzenia | | | | | | | |
| | Waga | | | | | | | |
| | Powtórzenia | | | | | | | |
| | Waga | | | | | | | |
| | Powtórzenia | | | | | | | |
| | Waga | | | | | | | |
| | Powtórzenia | | | | | | | |
| | Waga | | | | | | | |
| | Powtórzenia | | | | | | | |
| | Waga | | | | | | | |
| | Powtórzenia | | | | | | | |
| | Waga | | | | | | | |
| | Powtórzenia | | | | | | | |
| | Waga | | | | | | | |
| | Powtórzenia | | | | | | | |
| | Waga | | | | | | | |

| Kardio | Czas | Dystans | Tętno | Spalone kalorie |
|---|---|---|---|---|
| | | | | |
| | | | | |
| | | | | |

## Pomiary

| Szyja | Prawy biceps | lewy biceps | Klatka piersiowa | Talia | Biodra | Prawe udo | Lewe udo | Łydka |
|---|---|---|---|---|---|---|---|---|
| | | | | | | | | |
| | | | | | | | | |
| | | | | | | | | |

**Data:** _____  **Grupa mięśniowa:** _____

P  W  S  C  P  S  N  **Czas**
◯ ◯ ◯ ◯ ◯ ◯ ◯  **rozpoczęcia:** _____

**Waga:** _____  **Czas zakończenia:** _____

☐ **Górna część ciała:**  ☐ **Dolnej części ciała:**  ☐ **Abs**

| Ćwiczenia: | Ustawić: | 1 | 2 | 3 | 4 | 5 | 6 | 7 |
|---|---|---|---|---|---|---|---|---|
| | Powtórzenia | | | | | | | |
| | Waga | | | | | | | |
| | Powtórzenia | | | | | | | |
| | Waga | | | | | | | |
| | Powtórzenia | | | | | | | |
| | Waga | | | | | | | |
| | Powtórzenia | | | | | | | |
| | Waga | | | | | | | |
| | Powtórzenia | | | | | | | |
| | Waga | | | | | | | |
| | Powtórzenia | | | | | | | |
| | Waga | | | | | | | |
| | Powtórzenia | | | | | | | |
| | Waga | | | | | | | |
| | Powtórzenia | | | | | | | |
| | Waga | | | | | | | |

| Kardio | Czas | Dystans | Tętno | Spalone kalorie |
|---|---|---|---|---|
| | | | | |
| | | | | |
| | | | | |

## Pomiary

| Szyja | Prawy biceps | lewy biceps | Klatka piersiowa | Talia | Biodra | Prawe udo | Lewe udo | Łydka |
|---|---|---|---|---|---|---|---|---|
| | | | | | | | | |
| | | | | | | | | |
| | | | | | | | | |

**Data:** _____ **Grupa mięśniowa:** _____

P W S C P S N **Czas**
◯ ◯ ◯ ◯ ◯ ◯ ◯ **rozpoczęcia:** _____

**Waga:** _____ **Czas zakończenia:** _____

☐ **Górna część ciała:** ☐ **Dolnej części ciała:** ☐ **Abs**

| Ćwiczenia: | Ustawić: | 1 | 2 | 3 | 4 | 5 | 6 | 7 |
|---|---|---|---|---|---|---|---|---|
| | Powtórzenia | | | | | | | |
| | Waga | | | | | | | |
| | Powtórzenia | | | | | | | |
| | Waga | | | | | | | |
| | Powtórzenia | | | | | | | |
| | Waga | | | | | | | |
| | Powtórzenia | | | | | | | |
| | Waga | | | | | | | |
| | Powtórzenia | | | | | | | |
| | Waga | | | | | | | |
| | Powtórzenia | | | | | | | |
| | Waga | | | | | | | |
| | Powtórzenia | | | | | | | |
| | Waga | | | | | | | |
| | Powtórzenia | | | | | | | |
| | Waga | | | | | | | |

| Kardio | Czas | Dystans | Tętno | Spalone kalorie |
|---|---|---|---|---|
| | | | | |
| | | | | |
| | | | | |

## Pomiary

| Szyja | Prawy biceps | lewy biceps | Klatka piersiowa | Talia | Biodra | Prawe udo | Lewe udo | Łydka |
|---|---|---|---|---|---|---|---|---|
| | | | | | | | | |
| | | | | | | | | |
| | | | | | | | | |

**Data:** _____ **Grupa mięśniowa:** _____

P   W   S   C   P   S   N     **Czas** _____
◯   ◯   ◯   ◯   ◯   ◯   ◯     **rozpoczęcia:**

**Waga:** _____ **Czas zakończenia:** _____

☐ **Górna część ciała:**   ☐ **Dolnej części ciała:**   ☐ **Abs**

| Ćwiczenia: | Ustawić: | 1 | 2 | 3 | 4 | 5 | 6 | 7 |
|---|---|---|---|---|---|---|---|---|
| | Powtórzenia | | | | | | | |
| | Waga | | | | | | | |
| | Powtórzenia | | | | | | | |
| | Waga | | | | | | | |
| | Powtórzenia | | | | | | | |
| | Waga | | | | | | | |
| | Powtórzenia | | | | | | | |
| | Waga | | | | | | | |
| | Powtórzenia | | | | | | | |
| | Waga | | | | | | | |
| | Powtórzenia | | | | | | | |
| | Waga | | | | | | | |
| | Powtórzenia | | | | | | | |
| | Waga | | | | | | | |
| | Powtórzenia | | | | | | | |
| | Waga | | | | | | | |

| Kardio | Czas | Dystans | Tętno | Spalone kalorie |
|---|---|---|---|---|
| | | | | |
| | | | | |
| | | | | |

## Pomiary

| Szyja | Prawy biceps | lewy biceps | Klatka piersiowa | Talia | Biodra | Prawe udo | Lewe udo | Łydka |
|---|---|---|---|---|---|---|---|---|
| | | | | | | | | |
| | | | | | | | | |
| | | | | | | | | |

**Data:** _____ **Grupa mięśniowa:** _____

**P  W  S  C  P  S  N**
◯  ◯  ◯  ◯  ◯  ◯  ◯

**Czas rozpoczęcia:** _____

**Waga:** _____

**Czas zakończenia:** _____

☐ **Górna część ciała:**  ☐ **Dolnej części ciała:**  ☐ **Abs**

| Ćwiczenia: | Ustawić: | 1 | 2 | 3 | 4 | 5 | 6 | 7 |
|---|---|---|---|---|---|---|---|---|
| | Powtórzenia | | | | | | | |
| | Waga | | | | | | | |
| | Powtórzenia | | | | | | | |
| | Waga | | | | | | | |
| | Powtórzenia | | | | | | | |
| | Waga | | | | | | | |
| | Powtórzenia | | | | | | | |
| | Waga | | | | | | | |
| | Powtórzenia | | | | | | | |
| | Waga | | | | | | | |
| | Powtórzenia | | | | | | | |
| | Waga | | | | | | | |
| | Powtórzenia | | | | | | | |
| | Waga | | | | | | | |

| Kardio | Czas | Dystans | Tętno | Spalone kalorie |
|---|---|---|---|---|
| | | | | |
| | | | | |
| | | | | |

## Pomiary

| Szyja | Prawy biceps | lewy biceps | Klatka piersiowa | Talia | Biodra | Prawe udo | Lewe udo | Łydka |
|---|---|---|---|---|---|---|---|---|
| | | | | | | | | |
| | | | | | | | | |
| | | | | | | | | |

**Data:** _____ **Grupa mięśniowa:** _____

P  W  S  C  P  S  N     **Czas** _____
◯  ◯  ◯  ◯  ◯  ◯  ◯     **rozpoczęcia:**

**Waga:** _____ **Czas zakończenia:** _____

☐ **Górna część ciała:**   ☐ **Dolnej części ciała:**   ☐ **Abs**

| Ćwiczenia: | Ustawić: | 1 | 2 | 3 | 4 | 5 | 6 | 7 |
|---|---|---|---|---|---|---|---|---|
| | Powtórzenia | | | | | | | |
| | Waga | | | | | | | |
| | Powtórzenia | | | | | | | |
| | Waga | | | | | | | |
| | Powtórzenia | | | | | | | |
| | Waga | | | | | | | |
| | Powtórzenia | | | | | | | |
| | Waga | | | | | | | |
| | Powtórzenia | | | | | | | |
| | Waga | | | | | | | |
| | Powtórzenia | | | | | | | |
| | Waga | | | | | | | |
| | Powtórzenia | | | | | | | |
| | Waga | | | | | | | |
| | Powtórzenia | | | | | | | |
| | Waga | | | | | | | |

| Kardio | Czas | Dystans | Tętno | Spalone kalorie |
|---|---|---|---|---|
| | | | | |
| | | | | |
| | | | | |

## Pomiary

| Szyja | Prawy biceps | lewy biceps | Klatka piersiowa | Talia | Biodra | Prawe udo | Lewe udo | Łydka |
|---|---|---|---|---|---|---|---|---|
| | | | | | | | | |
| | | | | | | | | |
| | | | | | | | | |

**Data:** _____ **Grupa mięśniowa:** _____

P W S C P S N    **Czas rozpoczęcia:** _____

◯ ◯ ◯ ◯ ◯ ◯ ◯

**Waga:** _____    **Czas zakończenia:** _____

☐ **Górna część ciała:**    ☐ **Dolnej części ciała:**    ☐ **Abs**

| Ćwiczenia: | Ustawić: | 1 | 2 | 3 | 4 | 5 | 6 | 7 |
|---|---|---|---|---|---|---|---|---|
| | Powtórzenia | | | | | | | |
| | Waga | | | | | | | |
| | Powtórzenia | | | | | | | |
| | Waga | | | | | | | |
| | Powtórzenia | | | | | | | |
| | Waga | | | | | | | |
| | Powtórzenia | | | | | | | |
| | Waga | | | | | | | |
| | Powtórzenia | | | | | | | |
| | Waga | | | | | | | |
| | Powtórzenia | | | | | | | |
| | Waga | | | | | | | |
| | Powtórzenia | | | | | | | |
| | Waga | | | | | | | |
| | Powtórzenia | | | | | | | |
| | Waga | | | | | | | |

| Kardio | Czas | Dystans | Tętno | Spalone kalorie |
|---|---|---|---|---|
| | | | | |
| | | | | |
| | | | | |

## Pomiary

| Szyja | Prawy biceps | lewy biceps | Klatka piersiowa | Talia | Biodra | Prawe udo | Lewe udo | Łydka |
|---|---|---|---|---|---|---|---|---|
| | | | | | | | | |
| | | | | | | | | |
| | | | | | | | | |

**Data:** _____ **Grupa mięśniowa:** _____

P   W   S   C   P   S   N     **Czas rozpoczęcia:** _____

◯ ◯ ◯ ◯ ◯ ◯ ◯

**Waga:** _____ **Czas zakończenia:** _____

☐ **Górna część ciała:**   ☐ **Dolnej części ciała:**   ☐ **Abs**

| Ćwiczenia: | Ustawić: | 1 | 2 | 3 | 4 | 5 | 6 | 7 |
|---|---|---|---|---|---|---|---|---|
| | Powtórzenia | | | | | | | |
| | Waga | | | | | | | |
| | Powtórzenia | | | | | | | |
| | Waga | | | | | | | |
| | Powtórzenia | | | | | | | |
| | Waga | | | | | | | |
| | Powtórzenia | | | | | | | |
| | Waga | | | | | | | |
| | Powtórzenia | | | | | | | |
| | Waga | | | | | | | |
| | Powtórzenia | | | | | | | |
| | Waga | | | | | | | |
| | Powtórzenia | | | | | | | |
| | Waga | | | | | | | |
| | Powtórzenia | | | | | | | |
| | Waga | | | | | | | |

| Kardio | Czas | Dystans | Tętno | Spalone kalorie |
|---|---|---|---|---|
| | | | | |
| | | | | |
| | | | | |

## Pomiary

| Szyja | Prawy biceps | lewy biceps | Klatka piersiowa | Talia | Biodra | Prawe udo | Lewe udo | Łydka |
|---|---|---|---|---|---|---|---|---|
| | | | | | | | | |
| | | | | | | | | |
| | | | | | | | | |

**Data:** _____ **Grupa mięśniowa:** _____

P W S C P S N
〇 〇 〇 〇 〇 〇 〇 **Czas rozpoczęcia:** _____

**Waga:** _____ **Czas zakończenia:** _____

☐ **Górna część ciała:** ☐ **Dolnej części ciała:** ☐ **Abs**

| Ćwiczenia: | Ustawić: | 1 | 2 | 3 | 4 | 5 | 6 | 7 |
|---|---|---|---|---|---|---|---|---|
| | Powtórzenia | | | | | | | |
| | Waga | | | | | | | |
| | Powtórzenia | | | | | | | |
| | Waga | | | | | | | |
| | Powtórzenia | | | | | | | |
| | Waga | | | | | | | |
| | Powtórzenia | | | | | | | |
| | Waga | | | | | | | |
| | Powtórzenia | | | | | | | |
| | Waga | | | | | | | |
| | Powtórzenia | | | | | | | |
| | Waga | | | | | | | |
| | Powtórzenia | | | | | | | |
| | Waga | | | | | | | |
| | Powtórzenia | | | | | | | |
| | Waga | | | | | | | |

| Kardio | Czas | Dystans | Tętno | Spalone kalorie |
|---|---|---|---|---|
| | | | | |
| | | | | |
| | | | | |

## Pomiary

| Szyja | Prawy biceps | lewy biceps | Klatka piersiowa | Talia | Biodra | Prawe udo | Lewe udo | Łydka |
|---|---|---|---|---|---|---|---|---|
| | | | | | | | | |
| | | | | | | | | |
| | | | | | | | | |

**Data:** _____ **Grupa mięśniowa:** _____

| P | W | S | C | P | S | N |
|---|---|---|---|---|---|---|
| ◯ | ◯ | ◯ | ◯ | ◯ | ◯ | ◯ |

**Czas rozpoczęcia:** _____

**Waga:** _____

**Czas zakończenia:** _____

☐ **Górna część ciała:** ☐ **Dolnej części ciała:** ☐ **Abs**

| Ćwiczenia: | Ustawić: | 1 | 2 | 3 | 4 | 5 | 6 | 7 |
|---|---|---|---|---|---|---|---|---|
| | Powtórzenia | | | | | | | |
| | Waga | | | | | | | |
| | Powtórzenia | | | | | | | |
| | Waga | | | | | | | |
| | Powtórzenia | | | | | | | |
| | Waga | | | | | | | |
| | Powtórzenia | | | | | | | |
| | Waga | | | | | | | |
| | Powtórzenia | | | | | | | |
| | Waga | | | | | | | |
| | Powtórzenia | | | | | | | |
| | Waga | | | | | | | |
| | Powtórzenia | | | | | | | |
| | Waga | | | | | | | |
| | Powtórzenia | | | | | | | |
| | Waga | | | | | | | |

| Kardio | Czas | Dystans | Tętno | Spalone kalorie |
|---|---|---|---|---|
| | | | | |
| | | | | |
| | | | | |

## Pomiary

| Szyja | Prawy biceps | lewy biceps | Klatka piersiowa | Talia | Biodra | Prawe udo | Lewe udo | Łydka |
|---|---|---|---|---|---|---|---|---|
| | | | | | | | | |
| | | | | | | | | |
| | | | | | | | | |

**Data:** _____ **Grupa mięśniowa:** _____

P W S C P S N    **Czas** _____
◯ ◯ ◯ ◯ ◯ ◯ ◯    **rozpoczęcia:**

**Waga:** _____    **Czas zakończenia:** _____

☐ **Górna część ciała:**    ☐ **Dolnej części ciała:**    ☐ **Abs**

| Ćwiczenia: | Ustawić: | 1 | 2 | 3 | 4 | 5 | 6 | 7 |
|---|---|---|---|---|---|---|---|---|
| | Powtórzenia | | | | | | | |
| | Waga | | | | | | | |
| | Powtórzenia | | | | | | | |
| | Waga | | | | | | | |
| | Powtórzenia | | | | | | | |
| | Waga | | | | | | | |
| | Powtórzenia | | | | | | | |
| | Waga | | | | | | | |
| | Powtórzenia | | | | | | | |
| | Waga | | | | | | | |
| | Powtórzenia | | | | | | | |
| | Waga | | | | | | | |
| | Powtórzenia | | | | | | | |
| | Waga | | | | | | | |
| | Powtórzenia | | | | | | | |
| | Waga | | | | | | | |

| Kardio | Czas | Dystans | Tętno | Spalone kalorie |
|---|---|---|---|---|
| | | | | |
| | | | | |
| | | | | |

## Pomiary

| Szyja | Prawy biceps | lewy biceps | Klatka piersiowa | Talia | Biodra | Prawe udo | Lewe udo | Łydka |
|---|---|---|---|---|---|---|---|---|
| | | | | | | | | |
| | | | | | | | | |
| | | | | | | | | |

**Data:** _____  **Grupa mięśniowa:** _____

| P | W | S | C | P | S | N |
|---|---|---|---|---|---|---|
| ◯ | ◯ | ◯ | ◯ | ◯ | ◯ | ◯ |

**Czas rozpoczęcia:** _____

**Waga:** _____  **Czas zakończenia:** _____

☐ **Górna część ciała:**    ☐ **Dolnej części ciała:**    ☐ **Abs**

| Ćwiczenia: | Ustawić: | 1 | 2 | 3 | 4 | 5 | 6 | 7 |
|---|---|---|---|---|---|---|---|---|
| | Powtórzenia | | | | | | | |
| | Waga | | | | | | | |
| | Powtórzenia | | | | | | | |
| | Waga | | | | | | | |
| | Powtórzenia | | | | | | | |
| | Waga | | | | | | | |
| | Powtórzenia | | | | | | | |
| | Waga | | | | | | | |
| | Powtórzenia | | | | | | | |
| | Waga | | | | | | | |
| | Powtórzenia | | | | | | | |
| | Waga | | | | | | | |
| | Powtórzenia | | | | | | | |
| | Waga | | | | | | | |
| | Powtórzenia | | | | | | | |
| | Waga | | | | | | | |

| Kardio | Czas | Dystans | Tętno | Spalone kalorie |
|---|---|---|---|---|
| | | | | |
| | | | | |
| | | | | |

## Pomiary

| Szyja | Prawy biceps | lewy biceps | Klatka piersiowa | Talia | Biodra | Prawe udo | Lewe udo | Łydka |
|---|---|---|---|---|---|---|---|---|
| | | | | | | | | |
| | | | | | | | | |
| | | | | | | | | |

**Data:** _____ **Grupa mięśniowa:** _____

P  W  S  C  P  S  N  **Czas** _____
◯ ◯ ◯ ◯ ◯ ◯ ◯ **rozpoczęcia:**

**Waga:** _____ **Czas zakończenia:** _____

▢ **Górna część ciała:** ▢ **Dolnej części ciała:** ▢ **Abs**

| Ćwiczenia: | Ustawić: | 1 | 2 | 3 | 4 | 5 | 6 | 7 |
|---|---|---|---|---|---|---|---|---|
| | Powtórzenia | | | | | | | |
| | Waga | | | | | | | |
| | Powtórzenia | | | | | | | |
| | Waga | | | | | | | |
| | Powtórzenia | | | | | | | |
| | Waga | | | | | | | |
| | Powtórzenia | | | | | | | |
| | Waga | | | | | | | |
| | Powtórzenia | | | | | | | |
| | Waga | | | | | | | |
| | Powtórzenia | | | | | | | |
| | Waga | | | | | | | |
| | Powtórzenia | | | | | | | |
| | Waga | | | | | | | |
| | Powtórzenia | | | | | | | |
| | Waga | | | | | | | |

| Kardio | Czas | Dystans | Tętno | Spalone kalorie |
|---|---|---|---|---|
| | | | | |
| | | | | |
| | | | | |

## Pomiary

| Szyja | Prawy biceps | lewy biceps | Klatka piersiowa | Talia | Biodra | Prawe udo | Lewe udo | Łydka |
|---|---|---|---|---|---|---|---|---|
| | | | | | | | | |
| | | | | | | | | |
| | | | | | | | | |

**Data:** _____ **Grupa mięśniowa:** _____

P W S C P S N    **Czas** _____
◯ ◯ ◯ ◯ ◯ ◯ ◯    **rozpoczęcia:**

**Waga:** _____ **Czas zakończenia:** _____

☐ **Górna część ciała:**    ☐ **Dolnej części ciała:**    ☐ **Abs**

| Ćwiczenia: | Ustawić: | 1 | 2 | 3 | 4 | 5 | 6 | 7 |
|---|---|---|---|---|---|---|---|---|
| | Powtórzenia | | | | | | | |
| | Waga | | | | | | | |
| | Powtórzenia | | | | | | | |
| | Waga | | | | | | | |
| | Powtórzenia | | | | | | | |
| | Waga | | | | | | | |
| | Powtórzenia | | | | | | | |
| | Waga | | | | | | | |
| | Powtórzenia | | | | | | | |
| | Waga | | | | | | | |
| | Powtórzenia | | | | | | | |
| | Waga | | | | | | | |
| | Powtórzenia | | | | | | | |
| | Waga | | | | | | | |
| | Powtórzenia | | | | | | | |
| | Waga | | | | | | | |

| Kardio | Czas | Dystans | Tętno | Spalone kalorie |
|---|---|---|---|---|
| | | | | |
| | | | | |
| | | | | |

## Pomiary

| Szyja | Prawy biceps | lewy biceps | Klatka piersiowa | Talia | Biodra | Prawe udo | Lewe udo | Łydka |
|---|---|---|---|---|---|---|---|---|
| | | | | | | | | |
| | | | | | | | | |
| | | | | | | | | |

**Data:** _____ **Grupa mięśniowa:** _____

P W S C P S N **Czas rozpoczęcia:** _____

◯ ◯ ◯ ◯ ◯ ◯ ◯

**Waga:** _____ **Czas zakończenia:** _____

☐ **Górna część ciała:** ☐ **Dolnej części ciała:** ☐ **Abs**

| Ćwiczenia: | Ustawić: | 1 | 2 | 3 | 4 | 5 | 6 | 7 |
|---|---|---|---|---|---|---|---|---|
| | Powtórzenia | | | | | | | |
| | Waga | | | | | | | |
| | Powtórzenia | | | | | | | |
| | Waga | | | | | | | |
| | Powtórzenia | | | | | | | |
| | Waga | | | | | | | |
| | Powtórzenia | | | | | | | |
| | Waga | | | | | | | |
| | Powtórzenia | | | | | | | |
| | Waga | | | | | | | |
| | Powtórzenia | | | | | | | |
| | Waga | | | | | | | |
| | Powtórzenia | | | | | | | |
| | Waga | | | | | | | |
| | Powtórzenia | | | | | | | |
| | Waga | | | | | | | |

| Kardio | Czas | Dystans | Tętno | Spalone kalorie |
|---|---|---|---|---|
| | | | | |
| | | | | |
| | | | | |

## Pomiary

| Szyja | Prawy biceps | lewy biceps | Klatka piersiowa | Talia | Biodra | Prawe udo | Lewe udo | Łydka |
|---|---|---|---|---|---|---|---|---|
| | | | | | | | | |
| | | | | | | | | |
| | | | | | | | | |

**Data:** _____ **Grupa mięśniowa:** _____

P  W  S  C  P  S  N  **Czas** _____
◯  ◯  ◯  ◯  ◯  ◯  ◯  **rozpoczęcia:**

**Waga:** _____  **Czas zakończenia:** _____

☐ **Górna część ciała:** ☐ **Dolnej części ciała:** ☐ **Abs**

| Ćwiczenia: | Ustawić: | 1 | 2 | 3 | 4 | 5 | 6 | 7 |
|---|---|---|---|---|---|---|---|---|
| | Powtórzenia | | | | | | | |
| | Waga | | | | | | | |
| | Powtórzenia | | | | | | | |
| | Waga | | | | | | | |
| | Powtórzenia | | | | | | | |
| | Waga | | | | | | | |
| | Powtórzenia | | | | | | | |
| | Waga | | | | | | | |
| | Powtórzenia | | | | | | | |
| | Waga | | | | | | | |
| | Powtórzenia | | | | | | | |
| | Waga | | | | | | | |
| | Powtórzenia | | | | | | | |
| | Waga | | | | | | | |
| | Powtórzenia | | | | | | | |
| | Waga | | | | | | | |

| Kardio | Czas | Dystans | Tętno | Spalone kalorie |
|---|---|---|---|---|
| | | | | |
| | | | | |
| | | | | |

## Pomiary

| Szyja | Prawy biceps | lewy biceps | Klatka piersiowa | Talia | Biodra | Prawe udo | Lewe udo | Łydka |
|---|---|---|---|---|---|---|---|---|
| | | | | | | | | |
| | | | | | | | | |
| | | | | | | | | |

**Data:** _____ **Grupa mięśniowa:** _____

P   W   S   C   P   S   N       **Czas**
◯  ◯  ◯  ◯  ◯  ◯  ◯      **rozpoczęcia:** _____

**Waga:** _____       **Czas zakończenia:** _____

☐ **Górna część ciała:**   ☐ **Dolnej części ciała:**   ☐ **Abs**

| Ćwiczenia: | Ustawić: | 1 | 2 | 3 | 4 | 5 | 6 | 7 |
|---|---|---|---|---|---|---|---|---|
| | Powtórzenia | | | | | | | |
| | Waga | | | | | | | |
| | Powtórzenia | | | | | | | |
| | Waga | | | | | | | |
| | Powtórzenia | | | | | | | |
| | Waga | | | | | | | |
| | Powtórzenia | | | | | | | |
| | Waga | | | | | | | |
| | Powtórzenia | | | | | | | |
| | Waga | | | | | | | |
| | Powtórzenia | | | | | | | |
| | Waga | | | | | | | |
| | Powtórzenia | | | | | | | |
| | Waga | | | | | | | |

| Kardio | Czas | Dystans | Tętno | Spalone kalorie |
|---|---|---|---|---|
| | | | | |
| | | | | |
| | | | | |

## Pomiary

| Szyja | Prawy biceps | lewy biceps | Klatka piersiowa | Talia | Biodra | Prawe udo | Lewe udo | Łydka |
|---|---|---|---|---|---|---|---|---|
| | | | | | | | | |
| | | | | | | | | |
| | | | | | | | | |

**Data:** _____ **Grupa mięśniowa:** _____

**P  W  S  C  P  S  N**
◯ ◯ ◯ ◯ ◯ ◯ ◯     **Czas rozpoczęcia:** _____

**Waga:** _____     **Czas zakończenia:** _____

☐ **Górna część ciała:**     ☐ **Dolnej części ciała:**     ☐ **Abs**

| Ćwiczenia: | Ustawić: | 1 | 2 | 3 | 4 | 5 | 6 | 7 |
|---|---|---|---|---|---|---|---|---|
| | Powtórzenia | | | | | | | |
| | Waga | | | | | | | |
| | Powtórzenia | | | | | | | |
| | Waga | | | | | | | |
| | Powtórzenia | | | | | | | |
| | Waga | | | | | | | |
| | Powtórzenia | | | | | | | |
| | Waga | | | | | | | |
| | Powtórzenia | | | | | | | |
| | Waga | | | | | | | |
| | Powtórzenia | | | | | | | |
| | Waga | | | | | | | |
| | Powtórzenia | | | | | | | |
| | Waga | | | | | | | |
| | Powtórzenia | | | | | | | |
| | Waga | | | | | | | |

| Kardio | Czas | Dystans | Tętno | Spalone kalorie |
|---|---|---|---|---|
| | | | | |
| | | | | |
| | | | | |

## Pomiary

| Szyja | Prawy biceps | lewy biceps | Klatka piersiowa | Talia | Biodra | Prawe udo | Lewe udo | Łydka |
|---|---|---|---|---|---|---|---|---|
| | | | | | | | | |
| | | | | | | | | |
| | | | | | | | | |

**Data:** _____ **Grupa mięśniowa:** _____

P   W   S   C   P   S   N    **Czas** _____
◯ ◯ ◯ ◯ ◯ ◯ ◯   **rozpoczęcia:**

**Waga:** _____   **Czas zakończenia:** _____

☐ **Górna część ciała:**   ☐ **Dolnej części ciała:**    ☐ **Abs**

| Ćwiczenia: | Ustawić: | 1 | 2 | 3 | 4 | 5 | 6 | 7 |
|---|---|---|---|---|---|---|---|---|
| | Powtórzenia | | | | | | | |
| | Waga | | | | | | | |
| | Powtórzenia | | | | | | | |
| | Waga | | | | | | | |
| | Powtórzenia | | | | | | | |
| | Waga | | | | | | | |
| | Powtórzenia | | | | | | | |
| | Waga | | | | | | | |
| | Powtórzenia | | | | | | | |
| | Waga | | | | | | | |
| | Powtórzenia | | | | | | | |
| | Waga | | | | | | | |
| | Powtórzenia | | | | | | | |
| | Waga | | | | | | | |
| | Powtórzenia | | | | | | | |
| | Waga | | | | | | | |

| Kardio | Czas | Dystans | Tętno | Spalone kalorie |
|---|---|---|---|---|
| | | | | |
| | | | | |
| | | | | |

## Pomiary

| Szyja | Prawy biceps | lewy biceps | Klatka piersiowa | Talia | Biodra | Prawe udo | Lewe udo | Łydka |
|---|---|---|---|---|---|---|---|---|
| | | | | | | | | |
| | | | | | | | | |
| | | | | | | | | |

**Data:** _____ **Grupa mięśniowa:** _____

P  W  S  C  P  S  N   **Czas** _____
◯ ◯ ◯ ◯ ◯ ◯ ◯   **rozpoczęcia:**

**Waga:** _____   **Czas zakończenia:** _____

☐ **Górna część ciała:**   ☐ **Dolnej części ciała:**   ☐ **Abs**

| Ćwiczenia: | Ustawić: | 1 | 2 | 3 | 4 | 5 | 6 | 7 |
|---|---|---|---|---|---|---|---|---|
| | Powtórzenia | | | | | | | |
| | Waga | | | | | | | |
| | Powtórzenia | | | | | | | |
| | Waga | | | | | | | |
| | Powtórzenia | | | | | | | |
| | Waga | | | | | | | |
| | Powtórzenia | | | | | | | |
| | Waga | | | | | | | |
| | Powtórzenia | | | | | | | |
| | Waga | | | | | | | |
| | Powtórzenia | | | | | | | |
| | Waga | | | | | | | |
| | Powtórzenia | | | | | | | |
| | Waga | | | | | | | |

| Kardio | Czas | Dystans | Tętno | Spalone kalorie |
|---|---|---|---|---|
| | | | | |
| | | | | |
| | | | | |

## Pomiary

| Szyja | Prawy biceps | lewy biceps | Klatka piersiowa | Talia | Biodra | Prawe udo | Lewe udo | Łydka |
|---|---|---|---|---|---|---|---|---|
| | | | | | | | | |
| | | | | | | | | |
| | | | | | | | | |

**Data:** _____ **Grupa mięśniowa:** _____

P   W   S   C   P   S   N   **Czas** _____
○   ○   ○   ○   ○   ○   ○   **rozpoczęcia:**

**Waga:** _____   **Czas zakończenia:** _____

☐ **Górna część ciała:**   ☐ **Dolnej części ciała:**   ☐ **Abs**

| Ćwiczenia: | Ustawić: | 1 | 2 | 3 | 4 | 5 | 6 | 7 |
|---|---|---|---|---|---|---|---|---|
| | Powtórzenia | | | | | | | |
| | Waga | | | | | | | |
| | Powtórzenia | | | | | | | |
| | Waga | | | | | | | |
| | Powtórzenia | | | | | | | |
| | Waga | | | | | | | |
| | Powtórzenia | | | | | | | |
| | Waga | | | | | | | |
| | Powtórzenia | | | | | | | |
| | Waga | | | | | | | |
| | Powtórzenia | | | | | | | |
| | Waga | | | | | | | |
| | Powtórzenia | | | | | | | |
| | Waga | | | | | | | |
| | Powtórzenia | | | | | | | |
| | Waga | | | | | | | |

| Kardio | Czas | Dystans | Tętno | Spalone kalorie |
|---|---|---|---|---|
| | | | | |
| | | | | |
| | | | | |

## Pomiary

| Szyja | Prawy biceps | lewy biceps | Klatka piersiowa | Talia | Biodra | Prawe udo | Lewe udo | Łydka |
|---|---|---|---|---|---|---|---|---|
| | | | | | | | | |
| | | | | | | | | |
| | | | | | | | | |

Data: _____ Grupa mięśniowa: _____

P W S C P S N    Czas _____
◯ ◯ ◯ ◯ ◯ ◯ ◯    rozpoczęcia:

Waga: _____ Czas zakończenia: _____

☐ Górna część ciała:    ☐ Dolnej części ciała:    ☐ Abs

| Ćwiczenia: | Ustawić: | 1 | 2 | 3 | 4 | 5 | 6 | 7 |
|---|---|---|---|---|---|---|---|---|
| | Powtórzenia | | | | | | | |
| | Waga | | | | | | | |
| | Powtórzenia | | | | | | | |
| | Waga | | | | | | | |
| | Powtórzenia | | | | | | | |
| | Waga | | | | | | | |
| | Powtórzenia | | | | | | | |
| | Waga | | | | | | | |
| | Powtórzenia | | | | | | | |
| | Waga | | | | | | | |
| | Powtórzenia | | | | | | | |
| | Waga | | | | | | | |
| | Powtórzenia | | | | | | | |
| | Waga | | | | | | | |
| | Powtórzenia | | | | | | | |
| | Waga | | | | | | | |

| Kardio | Czas | Dystans | Tętno | Spalone kalorie |
|---|---|---|---|---|
| | | | | |
| | | | | |
| | | | | |

## Pomiary

| Szyja | Prawy biceps | lewy biceps | Klatka piersiowa | Talia | Biodra | Prawe udo | Lewe udo | Łydka |
|---|---|---|---|---|---|---|---|---|
| | | | | | | | | |
| | | | | | | | | |
| | | | | | | | | |

**Data:** _____ **Grupa mięśniowa:** _____

P W S C P S N  **Czas** _____
◯ ◯ ◯ ◯ ◯ ◯ ◯ **rozpoczęcia:**

**Waga:** _____ **Czas zakończenia:** _____

☐ **Górna część ciała:** ☐ **Dolnej części ciała:** ☐ **Abs**

| Ćwiczenia: | Ustawić: | 1 | 2 | 3 | 4 | 5 | 6 | 7 |
|---|---|---|---|---|---|---|---|---|
| | Powtórzenia | | | | | | | |
| | Waga | | | | | | | |
| | Powtórzenia | | | | | | | |
| | Waga | | | | | | | |
| | Powtórzenia | | | | | | | |
| | Waga | | | | | | | |
| | Powtórzenia | | | | | | | |
| | Waga | | | | | | | |
| | Powtórzenia | | | | | | | |
| | Waga | | | | | | | |
| | Powtórzenia | | | | | | | |
| | Waga | | | | | | | |
| | Powtórzenia | | | | | | | |
| | Waga | | | | | | | |
| | Powtórzenia | | | | | | | |
| | Waga | | | | | | | |

| Kardio | Czas | Dystans | Tętno | Spalone kalorie |
|---|---|---|---|---|
| | | | | |
| | | | | |
| | | | | |

## Pomiary

| Szyja | Prawy biceps | lewy biceps | Klatka piersiowa | Talia | Biodra | Prawe udo | Lewe udo | Łydka |
|---|---|---|---|---|---|---|---|---|
| | | | | | | | | |
| | | | | | | | | |
| | | | | | | | | |

**Data:** _____ **Grupa mięśniowa:** _____

| P | W | S | C | P | S | N |
|---|---|---|---|---|---|---|
| ◯ | ◯ | ◯ | ◯ | ◯ | ◯ | ◯ |

**Czas rozpoczęcia:** _____

**Waga:** _____ **Czas zakończenia:** _____

☐ **Górna część ciała:** ☐ **Dolnej części ciała:** ☐ **Abs**

| Ćwiczenia: | Ustawić: | 1 | 2 | 3 | 4 | 5 | 6 | 7 |
|---|---|---|---|---|---|---|---|---|
| | Powtórzenia | | | | | | | |
| | Waga | | | | | | | |
| | Powtórzenia | | | | | | | |
| | Waga | | | | | | | |
| | Powtórzenia | | | | | | | |
| | Waga | | | | | | | |
| | Powtórzenia | | | | | | | |
| | Waga | | | | | | | |
| | Powtórzenia | | | | | | | |
| | Waga | | | | | | | |
| | Powtórzenia | | | | | | | |
| | Waga | | | | | | | |
| | Powtórzenia | | | | | | | |
| | Waga | | | | | | | |
| | Powtórzenia | | | | | | | |
| | Waga | | | | | | | |

| Kardio | Czas | Dystans | Tętno | Spalone kalorie |
|---|---|---|---|---|
| | | | | |
| | | | | |
| | | | | |

## Pomiary

| Szyja | Prawy biceps | lewy biceps | Klatka piersiowa | Talia | Biodra | Prawe udo | Lewe udo | Łydka |
|---|---|---|---|---|---|---|---|---|
| | | | | | | | | |
| | | | | | | | | |
| | | | | | | | | |

**Data:** _____ **Grupa mięśniowa:** _____

P  W  S  C  P  S  N  **Czas rozpoczęcia:** _____
◯ ◯ ◯ ◯ ◯ ◯ ◯

**Waga:** _____ **Czas zakończenia:** _____

☐ **Górna część ciała:**  ☐ **Dolnej części ciała:**  ☐ **Abs**

| Ćwiczenia: | Ustawić: | 1 | 2 | 3 | 4 | 5 | 6 | 7 |
|---|---|---|---|---|---|---|---|---|
| | Powtórzenia | | | | | | | |
| | Waga | | | | | | | |
| | Powtórzenia | | | | | | | |
| | Waga | | | | | | | |
| | Powtórzenia | | | | | | | |
| | Waga | | | | | | | |
| | Powtórzenia | | | | | | | |
| | Waga | | | | | | | |
| | Powtórzenia | | | | | | | |
| | Waga | | | | | | | |
| | Powtórzenia | | | | | | | |
| | Waga | | | | | | | |
| | Powtórzenia | | | | | | | |
| | Waga | | | | | | | |

| Kardio | Czas | Dystans | Tętno | Spalone kalorie |
|---|---|---|---|---|
| | | | | |
| | | | | |
| | | | | |

## Pomiary

| Szyja | Prawy biceps | lewy biceps | Klatka piersiowa | Talia | Biodra | Prawe udo | Lewe udo | Łydka |
|---|---|---|---|---|---|---|---|---|
| | | | | | | | | |
| | | | | | | | | |
| | | | | | | | | |

**Data:** _____ **Grupa mięśniowa:** _____

P  W  S  C  P  S  N    **Czas** _____
◯  ◯  ◯  ◯  ◯  ◯  ◯    **rozpoczęcia:**

**Waga:** _____   **Czas zakończenia:** _____

☐ **Górna część ciała:**   ☐ **Dolnej części ciała:**   ☐ **Abs**

| Ćwiczenia: | Ustawić: | 1 | 2 | 3 | 4 | 5 | 6 | 7 |
|---|---|---|---|---|---|---|---|---|
| | Powtórzenia | | | | | | | |
| | Waga | | | | | | | |
| | Powtórzenia | | | | | | | |
| | Waga | | | | | | | |
| | Powtórzenia | | | | | | | |
| | Waga | | | | | | | |
| | Powtórzenia | | | | | | | |
| | Waga | | | | | | | |
| | Powtórzenia | | | | | | | |
| | Waga | | | | | | | |
| | Powtórzenia | | | | | | | |
| | Waga | | | | | | | |
| | Powtórzenia | | | | | | | |
| | Waga | | | | | | | |
| | Powtórzenia | | | | | | | |
| | Waga | | | | | | | |

| Kardio | Czas | Dystans | Tętno | Spalone kalorie |
|---|---|---|---|---|
| | | | | |
| | | | | |
| | | | | |

## Pomiary

| Szyja | Prawy biceps | lewy biceps | Klatka piersiowa | Talia | Biodra | Prawe udo | Lewe udo | Łydka |
|---|---|---|---|---|---|---|---|---|
| | | | | | | | | |
| | | | | | | | | |
| | | | | | | | | |

**Data:** _____ **Grupa mięśniowa:** _____

P  W  S  C  P  S  N   **Czas rozpoczęcia:** _____
◯  ◯  ◯  ◯  ◯  ◯  ◯

**Waga:** _____ **Czas zakończenia:** _____

☐ **Górna część ciała:**  ☐ **Dolnej części ciała:**  ☐ **Abs**

| Ćwiczenia: | Ustawić: | 1 | 2 | 3 | 4 | 5 | 6 | 7 |
|---|---|---|---|---|---|---|---|---|
| | Powtórzenia | | | | | | | |
| | Waga | | | | | | | |
| | Powtórzenia | | | | | | | |
| | Waga | | | | | | | |
| | Powtórzenia | | | | | | | |
| | Waga | | | | | | | |
| | Powtórzenia | | | | | | | |
| | Waga | | | | | | | |
| | Powtórzenia | | | | | | | |
| | Waga | | | | | | | |
| | Powtórzenia | | | | | | | |
| | Waga | | | | | | | |
| | Powtórzenia | | | | | | | |
| | Waga | | | | | | | |
| | Powtórzenia | | | | | | | |
| | Waga | | | | | | | |

| Kardio | Czas | Dystans | Tętno | Spalone kalorie |
|---|---|---|---|---|
| | | | | |
| | | | | |
| | | | | |

## Pomiary

| Szyja | Prawy biceps | lewy biceps | Klatka piersiowa | Talia | Biodra | Prawe udo | Lewe udo | Łydka |
|---|---|---|---|---|---|---|---|---|
| | | | | | | | | |
| | | | | | | | | |
| | | | | | | | | |

**Data:** _____ **Grupa mięśniowa:** _____

P W S C P S N **Czas** _____
◯◯◯◯◯◯◯ **rozpoczęcia:**

**Waga:** _____ **Czas zakończenia:** _____

☐ **Górna część ciała:** ☐ **Dolnej części ciała:** ☐ **Abs**

| Ćwiczenia: | Ustawić: | 1 | 2 | 3 | 4 | 5 | 6 | 7 |
|---|---|---|---|---|---|---|---|---|
| | Powtórzenia | | | | | | | |
| | Waga | | | | | | | |
| | Powtórzenia | | | | | | | |
| | Waga | | | | | | | |
| | Powtórzenia | | | | | | | |
| | Waga | | | | | | | |
| | Powtórzenia | | | | | | | |
| | Waga | | | | | | | |
| | Powtórzenia | | | | | | | |
| | Waga | | | | | | | |
| | Powtórzenia | | | | | | | |
| | Waga | | | | | | | |
| | Powtórzenia | | | | | | | |
| | Waga | | | | | | | |
| | Powtórzenia | | | | | | | |
| | Waga | | | | | | | |

| Kardio | Czas | Dystans | Tętno | Spalone kalorie |
|---|---|---|---|---|
| | | | | |
| | | | | |
| | | | | |

## Pomiary

| Szyja | Prawy biceps | lewy biceps | Klatka piersiowa | Talia | Biodra | Prawe udo | Lewe udo | Łydka |
|---|---|---|---|---|---|---|---|---|
| | | | | | | | | |
| | | | | | | | | |
| | | | | | | | | |

**Data:** _____  **Grupa mięśniowa:** _____

**P  W  S  C  P  S  N**
◯ ◯ ◯ ◯ ◯ ◯ ◯

**Czas rozpoczęcia:** _____

**Waga:** _____

**Czas zakończenia:** _____

☐ **Górna część ciała:**  ☐ **Dolnej części ciała:**  ☐ **Abs**

| Ćwiczenia: | Ustawić: | 1 | 2 | 3 | 4 | 5 | 6 | 7 |
|---|---|---|---|---|---|---|---|---|
| | Powtórzenia | | | | | | | |
| | Waga | | | | | | | |
| | Powtórzenia | | | | | | | |
| | Waga | | | | | | | |
| | Powtórzenia | | | | | | | |
| | Waga | | | | | | | |
| | Powtórzenia | | | | | | | |
| | Waga | | | | | | | |
| | Powtórzenia | | | | | | | |
| | Waga | | | | | | | |
| | Powtórzenia | | | | | | | |
| | Waga | | | | | | | |
| | Powtórzenia | | | | | | | |
| | Waga | | | | | | | |
| | Powtórzenia | | | | | | | |
| | Waga | | | | | | | |

| Kardio | Czas | Dystans | Tętno | Spalone kalorie |
|---|---|---|---|---|
| | | | | |
| | | | | |
| | | | | |

## Pomiary

| Szyja | Prawy biceps | lewy biceps | Klatka piersiowa | Talia | Biodra | Prawe udo | Lewe udo | Łydka |
|---|---|---|---|---|---|---|---|---|
| | | | | | | | | |
| | | | | | | | | |
| | | | | | | | | |

**Data:** _____ **Grupa mięśniowa:** _____

P  W  S  C  P  S  N

◯◯◯◯◯◯◯ **Czas rozpoczęcia:** _____

**Waga:** _____ **Czas zakończenia:** _____

☐ **Górna część ciała:**  ☐ **Dolnej części ciała:**  ☐ **Abs**

| Ćwiczenia: | Ustawić: | 1 | 2 | 3 | 4 | 5 | 6 | 7 |
|---|---|---|---|---|---|---|---|---|
| | Powtórzenia | | | | | | | |
| | Waga | | | | | | | |
| | Powtórzenia | | | | | | | |
| | Waga | | | | | | | |
| | Powtórzenia | | | | | | | |
| | Waga | | | | | | | |
| | Powtórzenia | | | | | | | |
| | Waga | | | | | | | |
| | Powtórzenia | | | | | | | |
| | Waga | | | | | | | |
| | Powtórzenia | | | | | | | |
| | Waga | | | | | | | |
| | Powtórzenia | | | | | | | |
| | Waga | | | | | | | |
| | Powtórzenia | | | | | | | |
| | Waga | | | | | | | |

| Kardio | Czas | Dystans | Tętno | Spalone kalorie |
|---|---|---|---|---|
| | | | | |
| | | | | |
| | | | | |

## Pomiary

| Szyja | Prawy biceps | lewy biceps | Klatka piersiowa | Talia | Biodra | Prawe udo | Lewe udo | Łydka |
|---|---|---|---|---|---|---|---|---|
| | | | | | | | | |
| | | | | | | | | |
| | | | | | | | | |

**Data:** _____  **Grupa mięśniowa:** _____

P  W  S  C  P  S  N  **Czas** _____
◯ ◯ ◯ ◯ ◯ ◯ ◯  **rozpoczęcia:**

**Waga:** _____  **Czas zakończenia:** _____

☐ **Górna część ciała:**  ☐ **Dolnej części ciała:**  ☐ **Abs**

| Ćwiczenia: | Ustawić: | 1 | 2 | 3 | 4 | 5 | 6 | 7 |
|---|---|---|---|---|---|---|---|---|
| | Powtórzenia | | | | | | | |
| | Waga | | | | | | | |
| | Powtórzenia | | | | | | | |
| | Waga | | | | | | | |
| | Powtórzenia | | | | | | | |
| | Waga | | | | | | | |
| | Powtórzenia | | | | | | | |
| | Waga | | | | | | | |
| | Powtórzenia | | | | | | | |
| | Waga | | | | | | | |
| | Powtórzenia | | | | | | | |
| | Waga | | | | | | | |
| | Powtórzenia | | | | | | | |
| | Waga | | | | | | | |
| | Powtórzenia | | | | | | | |
| | Waga | | | | | | | |

| Kardio | Czas | Dystans | Tętno | Spalone kalorie |
|---|---|---|---|---|
| | | | | |
| | | | | |
| | | | | |

## Pomiary

| Szyja | Prawy biceps | lewy biceps | Klatka piersiowa | Talia | Biodra | Prawe udo | Lewe udo | Łydka |
|---|---|---|---|---|---|---|---|---|
| | | | | | | | | |
| | | | | | | | | |
| | | | | | | | | |

**Data:** _____ **Grupa mięśniowa:** _____

P  W  S  C  P  S  N     **Czas**
◯ ◯ ◯ ◯ ◯ ◯ ◯    **rozpoczęcia:** _____

**Waga:** _____    **Czas zakończenia:** _____

☐ **Górna część ciała:**     ☐ **Dolnej części ciała:**     ☐ **Abs**

| Ćwiczenia: | Ustawić: | 1 | 2 | 3 | 4 | 5 | 6 | 7 |
|---|---|---|---|---|---|---|---|---|
| | Powtórzenia | | | | | | | |
| | Waga | | | | | | | |
| | Powtórzenia | | | | | | | |
| | Waga | | | | | | | |
| | Powtórzenia | | | | | | | |
| | Waga | | | | | | | |
| | Powtórzenia | | | | | | | |
| | Waga | | | | | | | |
| | Powtórzenia | | | | | | | |
| | Waga | | | | | | | |
| | Powtórzenia | | | | | | | |
| | Waga | | | | | | | |
| | Powtórzenia | | | | | | | |
| | Waga | | | | | | | |
| | Powtórzenia | | | | | | | |
| | Waga | | | | | | | |

| Kardio | Czas | Dystans | Tętno | Spalone kalorie |
|---|---|---|---|---|
| | | | | |
| | | | | |
| | | | | |

## Pomiary

| Szyja | Prawy biceps | lewy biceps | Klatka piersiowa | Talia | Biodra | Prawe udo | Lewe udo | Łydka |
|---|---|---|---|---|---|---|---|---|
| | | | | | | | | |
| | | | | | | | | |
| | | | | | | | | |

Data: _____ Grupa mięśniowa: _____

P   W   S   C   P   S   N        Czas
○  ○  ○  ○  ○  ○  ○        rozpoczęcia: _____

Waga: _____        Czas zakończenia: _____

☐ Górna część ciała:     ☐ Dolnej części ciała:     ☐ Abs

| Ćwiczenia: | Ustawić: | 1 | 2 | 3 | 4 | 5 | 6 | 7 |
|---|---|---|---|---|---|---|---|---|
| | Powtórzenia | | | | | | | |
| | Waga | | | | | | | |
| | Powtórzenia | | | | | | | |
| | Waga | | | | | | | |
| | Powtórzenia | | | | | | | |
| | Waga | | | | | | | |
| | Powtórzenia | | | | | | | |
| | Waga | | | | | | | |
| | Powtórzenia | | | | | | | |
| | Waga | | | | | | | |
| | Powtórzenia | | | | | | | |
| | Waga | | | | | | | |
| | Powtórzenia | | | | | | | |
| | Waga | | | | | | | |
| | Powtórzenia | | | | | | | |
| | Waga | | | | | | | |

| Kardio | Czas | Dystans | Tętno | Spalone kalorie |
|---|---|---|---|---|
| | | | | |
| | | | | |
| | | | | |

## Pomiary

| Szyja | Prawy biceps | lewy biceps | Klatka piersiowa | Talia | Biodra | Prawe udo | Lewe udo | Łydka |
|---|---|---|---|---|---|---|---|---|
| | | | | | | | | |
| | | | | | | | | |
| | | | | | | | | |

**Data:** _____  **Grupa mięśniowa:** _____

P  W  S  C  P  S  N  **Czas** _____
◯ ◯ ◯ ◯ ◯ ◯ ◯  **rozpoczęcia:**

**Waga:** _____  **Czas zakończenia:** _____

☐ **Górna część ciała:**  ☐ **Dolnej części ciała:**  ☐ **Abs**

| Ćwiczenia: | Ustawić: | 1 | 2 | 3 | 4 | 5 | 6 | 7 |
|---|---|---|---|---|---|---|---|---|
| | Powtórzenia | | | | | | | |
| | Waga | | | | | | | |
| | Powtórzenia | | | | | | | |
| | Waga | | | | | | | |
| | Powtórzenia | | | | | | | |
| | Waga | | | | | | | |
| | Powtórzenia | | | | | | | |
| | Waga | | | | | | | |
| | Powtórzenia | | | | | | | |
| | Waga | | | | | | | |
| | Powtórzenia | | | | | | | |
| | Waga | | | | | | | |
| | Powtórzenia | | | | | | | |
| | Waga | | | | | | | |
| | Powtórzenia | | | | | | | |
| | Waga | | | | | | | |

| Kardio | Czas | Dystans | Tętno | Spalone kalorie |
|---|---|---|---|---|
| | | | | |
| | | | | |
| | | | | |

## Pomiary

| Szyja | Prawy biceps | lewy biceps | Klatka piersiowa | Talia | Biodra | Prawe udo | Lewe udo | Łydka |
|---|---|---|---|---|---|---|---|---|
| | | | | | | | | |
| | | | | | | | | |
| | | | | | | | | |

**Data:** _____ **Grupa mięśniowa:** _____

P W S C P S N **Czas** _____
○ ○ ○ ○ ○ ○ ○ **rozpoczęcia:**
**Waga:** _____ **Czas zakończenia:** _____

☐ **Górna część ciała:** ☐ **Dolnej części ciała:** ☐ **Abs**

| Ćwiczenia: | Ustawić: | 1 | 2 | 3 | 4 | 5 | 6 | 7 |
|---|---|---|---|---|---|---|---|---|
| | Powtórzenia | | | | | | | |
| | Waga | | | | | | | |
| | Powtórzenia | | | | | | | |
| | Waga | | | | | | | |
| | Powtórzenia | | | | | | | |
| | Waga | | | | | | | |
| | Powtórzenia | | | | | | | |
| | Waga | | | | | | | |
| | Powtórzenia | | | | | | | |
| | Waga | | | | | | | |
| | Powtórzenia | | | | | | | |
| | Waga | | | | | | | |
| | Powtórzenia | | | | | | | |
| | Waga | | | | | | | |
| | Powtórzenia | | | | | | | |
| | Waga | | | | | | | |

| Kardio | Czas | Dystans | Tętno | Spalone kalorie |
|---|---|---|---|---|
| | | | | |
| | | | | |
| | | | | |

## Pomiary

| Szyja | Prawy biceps | lewy biceps | Klatka piersiowa | Talia | Biodra | Prawe udo | Lewe udo | Łydka |
|---|---|---|---|---|---|---|---|---|
| | | | | | | | | |
| | | | | | | | | |
| | | | | | | | | |

**Data:** _____ **Grupa mięśniowa:** _____

P   W   S   C   P   S   N
◯ ◯ ◯ ◯ ◯ ◯ ◯

**Czas rozpoczęcia:** _____

**Waga:** _____

**Czas zakończenia:** _____

☐ **Górna część ciała:**   ☐ **Dolnej części ciała:**   ☐ **Abs**

| Ćwiczenia: | Ustawić: | 1 | 2 | 3 | 4 | 5 | 6 | 7 |
|---|---|---|---|---|---|---|---|---|
| | Powtórzenia | | | | | | | |
| | Waga | | | | | | | |
| | Powtórzenia | | | | | | | |
| | Waga | | | | | | | |
| | Powtórzenia | | | | | | | |
| | Waga | | | | | | | |
| | Powtórzenia | | | | | | | |
| | Waga | | | | | | | |
| | Powtórzenia | | | | | | | |
| | Waga | | | | | | | |
| | Powtórzenia | | | | | | | |
| | Waga | | | | | | | |
| | Powtórzenia | | | | | | | |
| | Waga | | | | | | | |
| | Powtórzenia | | | | | | | |
| | Waga | | | | | | | |

| Kardio | Czas | Dystans | Tętno | Spalone kalorie |
|---|---|---|---|---|
| | | | | |
| | | | | |
| | | | | |

## Pomiary

| Szyja | Prawy biceps | lewy biceps | Klatka piersiowa | Talia | Biodra | Prawe udo | Lewe udo | Łydka |
|---|---|---|---|---|---|---|---|---|
| | | | | | | | | |
| | | | | | | | | |
| | | | | | | | | |

**Data:** _____ **Grupa mięśniowa:** _____

P  W  S  C  P  S  N  **Czas** _____
◯  ◯  ◯  ◯  ◯  ◯  ◯  **rozpoczęcia:**

**Waga:** _____ **Czas zakończenia:** _____

☐ **Górna część ciała:**  ☐ **Dolnej części ciała:**  ☐ **Abs**

| Ćwiczenia: | Ustawić: | 1 | 2 | 3 | 4 | 5 | 6 | 7 |
|---|---|---|---|---|---|---|---|---|
| | Powtórzenia | | | | | | | |
| | Waga | | | | | | | |
| | Powtórzenia | | | | | | | |
| | Waga | | | | | | | |
| | Powtórzenia | | | | | | | |
| | Waga | | | | | | | |
| | Powtórzenia | | | | | | | |
| | Waga | | | | | | | |
| | Powtórzenia | | | | | | | |
| | Waga | | | | | | | |
| | Powtórzenia | | | | | | | |
| | Waga | | | | | | | |
| | Powtórzenia | | | | | | | |
| | Waga | | | | | | | |
| | Powtórzenia | | | | | | | |
| | Waga | | | | | | | |

| Kardio | Czas | Dystans | Tętno | Spalone kalorie |
|---|---|---|---|---|
| | | | | |
| | | | | |
| | | | | |

## Pomiary

| Szyja | Prawy biceps | lewy biceps | Klatka piersiowa | Talia | Biodra | Prawe udo | Lewe udo | Łydka |
|---|---|---|---|---|---|---|---|---|
| | | | | | | | | |
| | | | | | | | | |
| | | | | | | | | |

**Data:** _____ **Grupa mięśniowa:** _____

P W S C P S N     **Czas** _____
◯ ◯ ◯ ◯ ◯ ◯ ◯    **rozpoczęcia:**

**Waga:** _____    **Czas zakończenia:** _____

☐ **Górna część ciała:**    ☐ **Dolnej części ciała:**    ☐ **Abs**

| Ćwiczenia: | Ustawić: | 1 | 2 | 3 | 4 | 5 | 6 | 7 |
|---|---|---|---|---|---|---|---|---|
| | Powtórzenia | | | | | | | |
| | Waga | | | | | | | |
| | Powtórzenia | | | | | | | |
| | Waga | | | | | | | |
| | Powtórzenia | | | | | | | |
| | Waga | | | | | | | |
| | Powtórzenia | | | | | | | |
| | Waga | | | | | | | |
| | Powtórzenia | | | | | | | |
| | Waga | | | | | | | |
| | Powtórzenia | | | | | | | |
| | Waga | | | | | | | |
| | Powtórzenia | | | | | | | |
| | Waga | | | | | | | |
| | Powtórzenia | | | | | | | |
| | Waga | | | | | | | |

| Kardio | Czas | Dystans | Tętno | Spalone kalorie |
|---|---|---|---|---|
| | | | | |
| | | | | |
| | | | | |

## Pomiary

| Szyja | Prawy biceps | lewy biceps | Klatka piersiowa | Talia | Biodra | Prawe udo | Lewe udo | Łydka |
|---|---|---|---|---|---|---|---|---|
| | | | | | | | | |
| | | | | | | | | |
| | | | | | | | | |

**Data:** _____ **Grupa mięśniowa:** _____

P  W  S  C  P  S  N  **Czas** _____
◯ ◯ ◯ ◯ ◯ ◯ ◯  **rozpoczęcia:**

**Waga:** _____ **Czas zakończenia:** _____

☐ **Górna część ciała:** ☐ **Dolnej części ciała:** ☐ **Abs**

| Ćwiczenia: | Ustawić: | 1 | 2 | 3 | 4 | 5 | 6 | 7 |
|---|---|---|---|---|---|---|---|---|
| | Powtórzenia | | | | | | | |
| | Waga | | | | | | | |
| | Powtórzenia | | | | | | | |
| | Waga | | | | | | | |
| | Powtórzenia | | | | | | | |
| | Waga | | | | | | | |
| | Powtórzenia | | | | | | | |
| | Waga | | | | | | | |
| | Powtórzenia | | | | | | | |
| | Waga | | | | | | | |
| | Powtórzenia | | | | | | | |
| | Waga | | | | | | | |
| | Powtórzenia | | | | | | | |
| | Waga | | | | | | | |
| | Powtórzenia | | | | | | | |
| | Waga | | | | | | | |

| Kardio | Czas | Dystans | Tętno | Spalone kalorie |
|---|---|---|---|---|
| | | | | |
| | | | | |
| | | | | |

## Pomiary

| Szyja | Prawy biceps | lewy biceps | Klatka piersiowa | Talia | Biodra | Prawe udo | Lewe udo | Łydka |
|---|---|---|---|---|---|---|---|---|
| | | | | | | | | |
| | | | | | | | | |
| | | | | | | | | |

**Data:** _____  **Grupa mięśniowa:** _____

P  W  S  C  P  S  N    **Czas** _____
◯ ◯ ◯ ◯ ◯ ◯ ◯   **rozpoczęcia:**

**Waga:** _____   **Czas zakończenia:** _____

☐ **Górna część ciała:**   ☐ **Dolnej części ciała:**   ☐ **Abs**

| Ćwiczenia: | Ustawić: | 1 | 2 | 3 | 4 | 5 | 6 | 7 |
|---|---|---|---|---|---|---|---|---|
| | Powtórzenia | | | | | | | |
| | Waga | | | | | | | |
| | Powtórzenia | | | | | | | |
| | Waga | | | | | | | |
| | Powtórzenia | | | | | | | |
| | Waga | | | | | | | |
| | Powtórzenia | | | | | | | |
| | Waga | | | | | | | |
| | Powtórzenia | | | | | | | |
| | Waga | | | | | | | |
| | Powtórzenia | | | | | | | |
| | Waga | | | | | | | |
| | Powtórzenia | | | | | | | |
| | Waga | | | | | | | |
| | Powtórzenia | | | | | | | |
| | Waga | | | | | | | |

| Kardio | Czas | Dystans | Tętno | Spalone kalorie |
|---|---|---|---|---|
| | | | | |
| | | | | |
| | | | | |

## Pomiary

| Szyja | Prawy biceps | lewy biceps | Klatka piersiowa | Talia | Biodra | Prawe udo | Lewe udo | Łydka |
|---|---|---|---|---|---|---|---|---|
| | | | | | | | | |
| | | | | | | | | |
| | | | | | | | | |

**Data:** _____ **Grupa mięśniowa:** _____

P W S C P S N  **Czas** _____
◯ ◯ ◯ ◯ ◯ ◯ ◯  **rozpoczęcia:**

**Waga:** _____  **Czas zakończenia:** _____

☐ **Górna część ciała:**   ☐ **Dolnej części ciała:**   ☐ **Abs**

| Ćwiczenia: | Ustawić: | 1 | 2 | 3 | 4 | 5 | 6 | 7 |
|---|---|---|---|---|---|---|---|---|
| | Powtórzenia | | | | | | | |
| | Waga | | | | | | | |
| | Powtórzenia | | | | | | | |
| | Waga | | | | | | | |
| | Powtórzenia | | | | | | | |
| | Waga | | | | | | | |
| | Powtórzenia | | | | | | | |
| | Waga | | | | | | | |
| | Powtórzenia | | | | | | | |
| | Waga | | | | | | | |
| | Powtórzenia | | | | | | | |
| | Waga | | | | | | | |
| | Powtórzenia | | | | | | | |
| | Waga | | | | | | | |
| | Powtórzenia | | | | | | | |
| | Waga | | | | | | | |

| Kardio | Czas | Dystans | Tętno | Spalone kalorie |
|---|---|---|---|---|
| | | | | |
| | | | | |
| | | | | |

## Pomiary

| Szyja | Prawy biceps | lewy biceps | Klatka piersiowa | Talia | Biodra | Prawe udo | Lewe udo | Łydka |
|---|---|---|---|---|---|---|---|---|
| | | | | | | | | |
| | | | | | | | | |
| | | | | | | | | |

**Data:** _____ **Grupa mięśniowa:** _____

P   W   S   C   P   S   N    **Czas** _____
○   ○   ○   ○   ○   ○   ○    **rozpoczęcia:**

**Waga:** _____    **Czas zakończenia:** _____

☐ **Górna część ciała:**    ☐ **Dolnej części ciała:**    ☐ **Abs**

| Ćwiczenia: | Ustawić: | 1 | 2 | 3 | 4 | 5 | 6 | 7 |
|---|---|---|---|---|---|---|---|---|
| | Powtórzenia | | | | | | | |
| | Waga | | | | | | | |
| | Powtórzenia | | | | | | | |
| | Waga | | | | | | | |
| | Powtórzenia | | | | | | | |
| | Waga | | | | | | | |
| | Powtórzenia | | | | | | | |
| | Waga | | | | | | | |
| | Powtórzenia | | | | | | | |
| | Waga | | | | | | | |
| | Powtórzenia | | | | | | | |
| | Waga | | | | | | | |
| | Powtórzenia | | | | | | | |
| | Waga | | | | | | | |
| | Powtórzenia | | | | | | | |
| | Waga | | | | | | | |

| Kardio | Czas | Dystans | Tętno | Spalone kalorie |
|---|---|---|---|---|
| | | | | |
| | | | | |
| | | | | |

## Pomiary

| Szyja | Prawy biceps | lewy biceps | Klatka piersiowa | Talia | Biodra | Prawe udo | Lewe udo | Łydka |
|---|---|---|---|---|---|---|---|---|
| | | | | | | | | |
| | | | | | | | | |
| | | | | | | | | |

Data: _____ Grupa mięśniowa: _____

P   W   S   C   P   S   N       Czas _____
◯   ◯   ◯   ◯   ◯   ◯   ◯       rozpoczęcia:

Waga: _____         Czas zakończenia: _____

☐ Górna część ciała:   ☐ Dolnej części ciała:   ☐ Abs

| Ćwiczenia: | Ustawić: | 1 | 2 | 3 | 4 | 5 | 6 | 7 |
|---|---|---|---|---|---|---|---|---|
| | Powtórzenia | | | | | | | |
| | Waga | | | | | | | |
| | Powtórzenia | | | | | | | |
| | Waga | | | | | | | |
| | Powtórzenia | | | | | | | |
| | Waga | | | | | | | |
| | Powtórzenia | | | | | | | |
| | Waga | | | | | | | |
| | Powtórzenia | | | | | | | |
| | Waga | | | | | | | |
| | Powtórzenia | | | | | | | |
| | Waga | | | | | | | |
| | Powtórzenia | | | | | | | |
| | Waga | | | | | | | |
| | Powtórzenia | | | | | | | |
| | Waga | | | | | | | |

| Kardio | Czas | Dystans | Tętno | Spalone kalorie |
|---|---|---|---|---|
| | | | | |
| | | | | |
| | | | | |

## Pomiary

| Szyja | Prawy biceps | lewy biceps | Klatka piersiowa | Talia | Biodra | Prawe udo | Lewe udo | Łydka |
|---|---|---|---|---|---|---|---|---|
| | | | | | | | | |
| | | | | | | | | |
| | | | | | | | | |

**Data:** _____  **Grupa mięśniowa:** _____

P  W  S  C  P  S  N  **Czas** _____
◯ ◯ ◯ ◯ ◯ ◯ ◯  **rozpoczęcia:**

**Waga:** _____  **Czas zakończenia:** _____

☐ **Górna część ciała:**  ☐ **Dolnej części ciała:**  ☐ **Abs**

| Ćwiczenia: | Ustawić: | 1 | 2 | 3 | 4 | 5 | 6 | 7 |
|---|---|---|---|---|---|---|---|---|
| | Powtórzenia | | | | | | | |
| | Waga | | | | | | | |
| | Powtórzenia | | | | | | | |
| | Waga | | | | | | | |
| | Powtórzenia | | | | | | | |
| | Waga | | | | | | | |
| | Powtórzenia | | | | | | | |
| | Waga | | | | | | | |
| | Powtórzenia | | | | | | | |
| | Waga | | | | | | | |
| | Powtórzenia | | | | | | | |
| | Waga | | | | | | | |
| | Powtórzenia | | | | | | | |
| | Waga | | | | | | | |

| Kardio | Czas | Dystans | Tętno | Spalone kalorie |
|---|---|---|---|---|
| | | | | |
| | | | | |
| | | | | |

## Pomiary

| Szyja | Prawy biceps | lewy biceps | Klatka piersiowa | Talia | Biodra | Prawe udo | Lewe udo | Łydka |
|---|---|---|---|---|---|---|---|---|
| | | | | | | | | |
| | | | | | | | | |
| | | | | | | | | |

**Data:** _____ **Grupa mięśniowa:** _____

P  W  S  C  P  S  N  **Czas** _____
◯  ◯  ◯  ◯  ◯  ◯  ◯  **rozpoczęcia:**

**Waga:** _____ **Czas zakończenia:** _____

☐ **Górna część ciała:** ☐ **Dolnej części ciała:** ☐ **Abs**

| Ćwiczenia: | Ustawić: | 1 | 2 | 3 | 4 | 5 | 6 | 7 |
|---|---|---|---|---|---|---|---|---|
| | Powtórzenia | | | | | | | |
| | Waga | | | | | | | |
| | Powtórzenia | | | | | | | |
| | Waga | | | | | | | |
| | Powtórzenia | | | | | | | |
| | Waga | | | | | | | |
| | Powtórzenia | | | | | | | |
| | Waga | | | | | | | |
| | Powtórzenia | | | | | | | |
| | Waga | | | | | | | |
| | Powtórzenia | | | | | | | |
| | Waga | | | | | | | |
| | Powtórzenia | | | | | | | |
| | Waga | | | | | | | |
| | Powtórzenia | | | | | | | |
| | Waga | | | | | | | |

| Kardio | Czas | Dystans | Tętno | Spalone kalorie |
|---|---|---|---|---|
| | | | | |
| | | | | |
| | | | | |

## Pomiary

| Szyja | Prawy biceps | lewy biceps | Klatka piersiowa | Talia | Biodra | Prawe udo | Lewe udo | Łydka |
|---|---|---|---|---|---|---|---|---|
| | | | | | | | | |
| | | | | | | | | |
| | | | | | | | | |

**Data:** _____ **Grupa mięśniowa:** _____

P  W  S  C  P  S  N  **Czas** _____
◯  ◯  ◯  ◯  ◯  ◯  ◯  **rozpoczęcia:**

**Waga:** _____ **Czas zakończenia:** _____

☐ **Górna część ciała:**  ☐ **Dolnej części ciała:**  ☐ **Abs**

| Ćwiczenia: | Ustawić: | 1 | 2 | 3 | 4 | 5 | 6 | 7 |
|---|---|---|---|---|---|---|---|---|
| | Powtórzenia | | | | | | | |
| | Waga | | | | | | | |
| | Powtórzenia | | | | | | | |
| | Waga | | | | | | | |
| | Powtórzenia | | | | | | | |
| | Waga | | | | | | | |
| | Powtórzenia | | | | | | | |
| | Waga | | | | | | | |
| | Powtórzenia | | | | | | | |
| | Waga | | | | | | | |
| | Powtórzenia | | | | | | | |
| | Waga | | | | | | | |
| | Powtórzenia | | | | | | | |
| | Waga | | | | | | | |
| | Powtórzenia | | | | | | | |
| | Waga | | | | | | | |

| Kardio | Czas | Dystans | Tętno | Spalone kalorie |
|---|---|---|---|---|
| | | | | |
| | | | | |
| | | | | |

## Pomiary

| Szyja | Prawy biceps | lewy biceps | Klatka piersiowa | Talia | Biodra | Prawe udo | Lewe udo | Łydka |
|---|---|---|---|---|---|---|---|---|
| | | | | | | | | |
| | | | | | | | | |
| | | | | | | | | |

**Data:** _____ **Grupa mięśniowa:** _____

P   W   S   C   P   S   N          **Czas** _____
◯  ◯  ◯  ◯  ◯  ◯  ◯          **rozpoczęcia:**

**Waga:** _____          **Czas zakończenia:** _____

☐ **Górna część ciała:**    ☐ **Dolnej części ciała:**    ☐ **Abs**

| Ćwiczenia: | Ustawić: | 1 | 2 | 3 | 4 | 5 | 6 | 7 |
|---|---|---|---|---|---|---|---|---|
| | Powtórzenia | | | | | | | |
| | Waga | | | | | | | |
| | Powtórzenia | | | | | | | |
| | Waga | | | | | | | |
| | Powtórzenia | | | | | | | |
| | Waga | | | | | | | |
| | Powtórzenia | | | | | | | |
| | Waga | | | | | | | |
| | Powtórzenia | | | | | | | |
| | Waga | | | | | | | |
| | Powtórzenia | | | | | | | |
| | Waga | | | | | | | |
| | Powtórzenia | | | | | | | |
| | Waga | | | | | | | |
| | Powtórzenia | | | | | | | |
| | Waga | | | | | | | |

| Kardio | Czas | Dystans | Tętno | Spalone kalorie |
|---|---|---|---|---|
| | | | | |
| | | | | |
| | | | | |

## Pomiary

| Szyja | Prawy biceps | lewy biceps | Klatka piersiowa | Talia | Biodra | Prawe udo | Lewe udo | Łydka |
|---|---|---|---|---|---|---|---|---|
| | | | | | | | | |
| | | | | | | | | |
| | | | | | | | | |

Data: _____ Grupa mięśniowa: _____

P W S C P S N     Czas _____
◯ ◯ ◯ ◯ ◯ ◯ ◯    rozpoczęcia:

Waga: _____    Czas zakończenia: _____

☐ Górna część ciała:    ☐ Dolnej części ciała:    ☐ Abs

| Ćwiczenia: | Ustawić: | 1 | 2 | 3 | 4 | 5 | 6 | 7 |
|---|---|---|---|---|---|---|---|---|
| | Powtórzenia | | | | | | | |
| | Waga | | | | | | | |
| | Powtórzenia | | | | | | | |
| | Waga | | | | | | | |
| | Powtórzenia | | | | | | | |
| | Waga | | | | | | | |
| | Powtórzenia | | | | | | | |
| | Waga | | | | | | | |
| | Powtórzenia | | | | | | | |
| | Waga | | | | | | | |
| | Powtórzenia | | | | | | | |
| | Waga | | | | | | | |
| | Powtórzenia | | | | | | | |
| | Waga | | | | | | | |
| | Powtórzenia | | | | | | | |
| | Waga | | | | | | | |

| Kardio | Czas | Dystans | Tętno | Spalone kalorie |
|---|---|---|---|---|
| | | | | |
| | | | | |
| | | | | |

## Pomiary

| Szyja | Prawy biceps | lewy biceps | Klatka piersiowa | Talia | Biodra | Prawe udo | Lewe udo | Łydka |
|---|---|---|---|---|---|---|---|---|
| | | | | | | | | |
| | | | | | | | | |
| | | | | | | | | |

**Data:** _____ **Grupa mięśniowa:** _____

P   W   S   C   P   S   N   **Czas** _____
○   ○   ○   ○   ○   ○   ○   **rozpoczęcia:**

**Waga:** _____   **Czas zakończenia:** _____

☐ **Górna część ciała:**   ☐ **Dolnej części ciała:**   ☐ **Abs**

| Ćwiczenia: | Ustawić: | 1 | 2 | 3 | 4 | 5 | 6 | 7 |
|---|---|---|---|---|---|---|---|---|
| | Powtórzenia | | | | | | | |
| | Waga | | | | | | | |
| | Powtórzenia | | | | | | | |
| | Waga | | | | | | | |
| | Powtórzenia | | | | | | | |
| | Waga | | | | | | | |
| | Powtórzenia | | | | | | | |
| | Waga | | | | | | | |
| | Powtórzenia | | | | | | | |
| | Waga | | | | | | | |
| | Powtórzenia | | | | | | | |
| | Waga | | | | | | | |
| | Powtórzenia | | | | | | | |
| | Waga | | | | | | | |
| | Powtórzenia | | | | | | | |
| | Waga | | | | | | | |

| Kardio | Czas | Dystans | Tętno | Spalone kalorie |
|---|---|---|---|---|
| | | | | |
| | | | | |
| | | | | |

## Pomiary

| Szyja | Prawy biceps | lewy biceps | Klatka piersiowa | Talia | Biodra | Prawe udo | Lewe udo | Łydka |
|---|---|---|---|---|---|---|---|---|
| | | | | | | | | |
| | | | | | | | | |
| | | | | | | | | |

**Data:** _____ **Grupa mięśniowa:** _____

P   W   S   C   P   S   N     **Czas** _____
◯  ◯  ◯  ◯  ◯  ◯  ◯    **rozpoczęcia:**

**Waga:** _____     **Czas zakończenia:** _____

☐ **Górna część ciała:**   ☐ **Dolnej części ciała:**   ☐ **Abs**

| Ćwiczenia: | Ustawić: | 1 | 2 | 3 | 4 | 5 | 6 | 7 |
|---|---|---|---|---|---|---|---|---|
| | Powtórzenia | | | | | | | |
| | Waga | | | | | | | |
| | Powtórzenia | | | | | | | |
| | Waga | | | | | | | |
| | Powtórzenia | | | | | | | |
| | Waga | | | | | | | |
| | Powtórzenia | | | | | | | |
| | Waga | | | | | | | |
| | Powtórzenia | | | | | | | |
| | Waga | | | | | | | |
| | Powtórzenia | | | | | | | |
| | Waga | | | | | | | |
| | Powtórzenia | | | | | | | |
| | Waga | | | | | | | |
| | Powtórzenia | | | | | | | |
| | Waga | | | | | | | |

| Kardio | Czas | Dystans | Tętno | Spalone kalorie |
|---|---|---|---|---|
| | | | | |
| | | | | |
| | | | | |

## Pomiary

| Szyja | Prawy biceps | lewy biceps | Klatka piersiowa | Talia | Biodra | Prawe udo | Lewe udo | Łydka |
|---|---|---|---|---|---|---|---|---|
| | | | | | | | | |
| | | | | | | | | |
| | | | | | | | | |

**Data:** _____  **Grupa mięśniowa:** _____

P  W  S  C  P  S  N  **Czas rozpoczęcia:** _____
◯ ◯ ◯ ◯ ◯ ◯ ◯

**Waga:** _____  **Czas zakończenia:** _____

☐ Górna część ciała:  ☐ Dolnej części ciała:  ☐ Abs

| Ćwiczenia: | Ustawić: | 1 | 2 | 3 | 4 | 5 | 6 | 7 |
|---|---|---|---|---|---|---|---|---|
| | Powtórzenia | | | | | | | |
| | Waga | | | | | | | |
| | Powtórzenia | | | | | | | |
| | Waga | | | | | | | |
| | Powtórzenia | | | | | | | |
| | Waga | | | | | | | |
| | Powtórzenia | | | | | | | |
| | Waga | | | | | | | |
| | Powtórzenia | | | | | | | |
| | Waga | | | | | | | |
| | Powtórzenia | | | | | | | |
| | Waga | | | | | | | |
| | Powtórzenia | | | | | | | |
| | Waga | | | | | | | |
| | Powtórzenia | | | | | | | |
| | Waga | | | | | | | |

| Kardio | Czas | Dystans | Tętno | Spalone kalorie |
|---|---|---|---|---|
| | | | | |
| | | | | |
| | | | | |

## Pomiary

| Szyja | Prawy biceps | lewy biceps | Klatka piersiowa | Talia | Biodra | Prawe udo | Lewe udo | Łydka |
|---|---|---|---|---|---|---|---|---|
| | | | | | | | | |
| | | | | | | | | |
| | | | | | | | | |

**Data:** _____ **Grupa mięśniowa:** _____

P  W  S  C  P  S  N   **Czas** _____

◯ ◯ ◯ ◯ ◯ ◯ ◯  **rozpoczęcia:**

**Waga:** _____  **Czas zakończenia:** _____

☐ **Górna część ciała:**  ☐ **Dolnej części ciała:**  ☐ **Abs**

| Ćwiczenia: | Ustawić: | 1 | 2 | 3 | 4 | 5 | 6 | 7 |
|---|---|---|---|---|---|---|---|---|
| | Powtórzenia | | | | | | | |
| | Waga | | | | | | | |
| | Powtórzenia | | | | | | | |
| | Waga | | | | | | | |
| | Powtórzenia | | | | | | | |
| | Waga | | | | | | | |
| | Powtórzenia | | | | | | | |
| | Waga | | | | | | | |
| | Powtórzenia | | | | | | | |
| | Waga | | | | | | | |
| | Powtórzenia | | | | | | | |
| | Waga | | | | | | | |
| | Powtórzenia | | | | | | | |
| | Waga | | | | | | | |
| | Powtórzenia | | | | | | | |
| | Waga | | | | | | | |

| Kardio | Czas | Dystans | Tętno | Spalone kalorie |
|---|---|---|---|---|
| | | | | |
| | | | | |
| | | | | |

## Pomiary

| Szyja | Prawy biceps | lewy biceps | Klatka piersiowa | Talia | Biodra | Prawe udo | Lewe udo | Łydka |
|---|---|---|---|---|---|---|---|---|
| | | | | | | | | |
| | | | | | | | | |
| | | | | | | | | |

**Data:** _____    **Grupa mięśniowa:** _____

**P  W  S  C  P  S  N**
◯  ◯  ◯  ◯  ◯  ◯  ◯    **Czas rozpoczęcia:** _____

**Waga:** _____    **Czas zakończenia:** _____

☐ **Górna część ciała:**    ☐ **Dolnej części ciała:**    ☐ **Abs**

| Ćwiczenia: | Ustawić: | 1 | 2 | 3 | 4 | 5 | 6 | 7 |
|---|---|---|---|---|---|---|---|---|
| | Powtórzenia | | | | | | | |
| | Waga | | | | | | | |
| | Powtórzenia | | | | | | | |
| | Waga | | | | | | | |
| | Powtórzenia | | | | | | | |
| | Waga | | | | | | | |
| | Powtórzenia | | | | | | | |
| | Waga | | | | | | | |
| | Powtórzenia | | | | | | | |
| | Waga | | | | | | | |
| | Powtórzenia | | | | | | | |
| | Waga | | | | | | | |
| | Powtórzenia | | | | | | | |
| | Waga | | | | | | | |
| | Powtórzenia | | | | | | | |
| | Waga | | | | | | | |

| Kardio | Czas | Dystans | Tętno | Spalone kalorie |
|---|---|---|---|---|
| | | | | |
| | | | | |
| | | | | |

## Pomiary

| Szyja | Prawy biceps | lewy biceps | Klatka piersiowa | Talia | Biodra | Prawe udo | Lewe udo | Łydka |
|---|---|---|---|---|---|---|---|---|
| | | | | | | | | |
| | | | | | | | | |
| | | | | | | | | |

**Data:** _____ **Grupa mięśniowa:** _____

| P | W | S | C | P | S | N | **Czas** _____ |
|---|---|---|---|---|---|---|---|
| ○ | ○ | ○ | ○ | ○ | ○ | ○ | **rozpoczęcia:** |

**Waga:** _____  **Czas zakończenia:** _____

☐ **Górna część ciała:**  ☐ **Dolnej części ciała:**  ☐ **Abs**

| Ćwiczenia: | Ustawić: | 1 | 2 | 3 | 4 | 5 | 6 | 7 |
|---|---|---|---|---|---|---|---|---|
| | Powtórzenia | | | | | | | |
| | Waga | | | | | | | |
| | Powtórzenia | | | | | | | |
| | Waga | | | | | | | |
| | Powtórzenia | | | | | | | |
| | Waga | | | | | | | |
| | Powtórzenia | | | | | | | |
| | Waga | | | | | | | |
| | Powtórzenia | | | | | | | |
| | Waga | | | | | | | |
| | Powtórzenia | | | | | | | |
| | Waga | | | | | | | |
| | Powtórzenia | | | | | | | |
| | Waga | | | | | | | |
| | Powtórzenia | | | | | | | |
| | Waga | | | | | | | |

| Kardio | Czas | Dystans | Tętno | Spalone kalorie |
|---|---|---|---|---|
| | | | | |
| | | | | |
| | | | | |

## Pomiary

| Szyja | Prawy biceps | lewy biceps | Klatka piersiowa | Talia | Biodra | Prawe udo | Lewe udo | Łydka |
|---|---|---|---|---|---|---|---|---|
| | | | | | | | | |
| | | | | | | | | |
| | | | | | | | | |

**Data:** _____  **Grupa mięśniowa:** _____

P  W  S  C  P  S  N    **Czas** _____
◯ ◯ ◯ ◯ ◯ ◯ ◯    **rozpoczęcia:**

**Waga:** _____  **Czas zakończenia:** _____

☐ **Górna część ciała:**    ☐ **Dolnej części ciała:**    ☐ **Abs**

| Ćwiczenia: | Ustawić: | 1 | 2 | 3 | 4 | 5 | 6 | 7 |
|---|---|---|---|---|---|---|---|---|
| | Powtórzenia | | | | | | | |
| | Waga | | | | | | | |
| | Powtórzenia | | | | | | | |
| | Waga | | | | | | | |
| | Powtórzenia | | | | | | | |
| | Waga | | | | | | | |
| | Powtórzenia | | | | | | | |
| | Waga | | | | | | | |
| | Powtórzenia | | | | | | | |
| | Waga | | | | | | | |
| | Powtórzenia | | | | | | | |
| | Waga | | | | | | | |
| | Powtórzenia | | | | | | | |
| | Waga | | | | | | | |

| Kardio | Czas | Dystans | Tętno | Spalone kalorie |
|---|---|---|---|---|
| | | | | |
| | | | | |
| | | | | |

## Pomiary

| Szyja | Prawy biceps | lewy biceps | Klatka piersiowa | Talia | Biodra | Prawe udo | Lewe udo | Łydka |
|---|---|---|---|---|---|---|---|---|
| | | | | | | | | |
| | | | | | | | | |
| | | | | | | | | |

**Data:** _____ **Grupa mięśniowa:** _____

**P   W   S   C   P   S   N**
◯   ◯   ◯   ◯   ◯   ◯   ◯   **Czas rozpoczęcia:** _____

**Waga:** _____ **Czas zakończenia:** _____

☐ **Górna część ciała:**   ☐ **Dolnej części ciała:**   ☐ **Abs**

| Ćwiczenia: | Ustawić: | 1 | 2 | 3 | 4 | 5 | 6 | 7 |
|---|---|---|---|---|---|---|---|---|
| | Powtórzenia | | | | | | | |
| | Waga | | | | | | | |
| | Powtórzenia | | | | | | | |
| | Waga | | | | | | | |
| | Powtórzenia | | | | | | | |
| | Waga | | | | | | | |
| | Powtórzenia | | | | | | | |
| | Waga | | | | | | | |
| | Powtórzenia | | | | | | | |
| | Waga | | | | | | | |
| | Powtórzenia | | | | | | | |
| | Waga | | | | | | | |
| | Powtórzenia | | | | | | | |
| | Waga | | | | | | | |
| | Powtórzenia | | | | | | | |
| | Waga | | | | | | | |

| Kardio | Czas | Dystans | Tętno | Spalone kalorie |
|---|---|---|---|---|
| | | | | |
| | | | | |
| | | | | |

## Pomiary

| Szyja | Prawy biceps | lewy biceps | Klatka piersiowa | Talia | Biodra | Prawe udo | Lewe udo | Łydka |
|---|---|---|---|---|---|---|---|---|
| | | | | | | | | |
| | | | | | | | | |
| | | | | | | | | |

**Data:** _____ **Grupa mięśniowa:** _____

| P | W | S | C | P | S | N | **Czas rozpoczęcia:** _____ |
|---|---|---|---|---|---|---|---|
| ○ | ○ | ○ | ○ | ○ | ○ | ○ | |

**Waga:** _____ **Czas zakończenia:** _____

☐ **Górna część ciała:** ☐ **Dolnej części ciała:** ☐ **Abs**

| Ćwiczenia: | Ustawić: | 1 | 2 | 3 | 4 | 5 | 6 | 7 |
|---|---|---|---|---|---|---|---|---|
| | Powtórzenia | | | | | | | |
| | Waga | | | | | | | |
| | Powtórzenia | | | | | | | |
| | Waga | | | | | | | |
| | Powtórzenia | | | | | | | |
| | Waga | | | | | | | |
| | Powtórzenia | | | | | | | |
| | Waga | | | | | | | |
| | Powtórzenia | | | | | | | |
| | Waga | | | | | | | |
| | Powtórzenia | | | | | | | |
| | Waga | | | | | | | |
| | Powtórzenia | | | | | | | |
| | Waga | | | | | | | |
| | Powtórzenia | | | | | | | |
| | Waga | | | | | | | |

| Kardio | Czas | Dystans | Tętno | Spalone kalorie |
|---|---|---|---|---|
| | | | | |
| | | | | |
| | | | | |

## Pomiary

| Szyja | Prawy biceps | lewy biceps | Klatka piersiowa | Talia | Biodra | Prawe udo | Lewe udo | Łydka |
|---|---|---|---|---|---|---|---|---|
| | | | | | | | | |
| | | | | | | | | |
| | | | | | | | | |

**Data:** _____ **Grupa mięśniowa:** _____

P  W  S  C  P  S  N   **Czas**
◯ ◯ ◯ ◯ ◯ ◯ ◯   **rozpoczęcia:** _____

**Waga:** _____   **Czas zakończenia:** _____

☐ **Górna część ciała:**   ☐ **Dolnej części ciała:**   ☐ **Abs**

| Ćwiczenia: | Ustawić: | 1 | 2 | 3 | 4 | 5 | 6 | 7 |
|---|---|---|---|---|---|---|---|---|
| | Powtórzenia | | | | | | | |
| | Waga | | | | | | | |
| | Powtórzenia | | | | | | | |
| | Waga | | | | | | | |
| | Powtórzenia | | | | | | | |
| | Waga | | | | | | | |
| | Powtórzenia | | | | | | | |
| | Waga | | | | | | | |
| | Powtórzenia | | | | | | | |
| | Waga | | | | | | | |
| | Powtórzenia | | | | | | | |
| | Waga | | | | | | | |
| | Powtórzenia | | | | | | | |
| | Waga | | | | | | | |

| Kardio | Czas | Dystans | Tętno | Spalone kalorie |
|---|---|---|---|---|
| | | | | |
| | | | | |
| | | | | |

## Pomiary

| Szyja | Prawy biceps | lewy biceps | Klatka piersiowa | Talia | Biodra | Prawe udo | Lewe udo | Łydka |
|---|---|---|---|---|---|---|---|---|
| | | | | | | | | |
| | | | | | | | | |
| | | | | | | | | |

**Data:** _____   **Grupa mięśniowa:** _____

P  W  S  C  P  S  N   **Czas** _____
◯ ◯ ◯ ◯ ◯ ◯ ◯   **rozpoczęcia:**

**Waga:** _____   **Czas zakończenia:** _____

☐ **Górna część ciała:**   ☐ **Dolnej części ciała:**   ☐ **Abs**

| Ćwiczenia: | Ustawić: | 1 | 2 | 3 | 4 | 5 | 6 | 7 |
|---|---|---|---|---|---|---|---|---|
| | Powtórzenia | | | | | | | |
| | Waga | | | | | | | |
| | Powtórzenia | | | | | | | |
| | Waga | | | | | | | |
| | Powtórzenia | | | | | | | |
| | Waga | | | | | | | |
| | Powtórzenia | | | | | | | |
| | Waga | | | | | | | |
| | Powtórzenia | | | | | | | |
| | Waga | | | | | | | |
| | Powtórzenia | | | | | | | |
| | Waga | | | | | | | |
| | Powtórzenia | | | | | | | |
| | Waga | | | | | | | |
| | Powtórzenia | | | | | | | |
| | Waga | | | | | | | |

| Kardio | Czas | Dystans | Tętno | Spalone kalorie |
|---|---|---|---|---|
| | | | | |
| | | | | |
| | | | | |

## Pomiary

| Szyja | Prawy biceps | lewy biceps | Klatka piersiowa | Talia | Biodra | Prawe udo | Lewe udo | Łydka |
|---|---|---|---|---|---|---|---|---|
| | | | | | | | | |
| | | | | | | | | |
| | | | | | | | | |

Data: _____ Grupa mięśniowa: _____

P  W  S  C  P  S  N
◯  ◯  ◯  ◯  ◯  ◯  ◯

Czas rozpoczęcia: _____

Waga: _____

Czas zakończenia: _____

☐ Górna część ciała:  ☐ Dolnej części ciała:  ☐ Abs

| Ćwiczenia: | Ustawić: | 1 | 2 | 3 | 4 | 5 | 6 | 7 |
|---|---|---|---|---|---|---|---|---|
| | Powtórzenia | | | | | | | |
| | Waga | | | | | | | |
| | Powtórzenia | | | | | | | |
| | Waga | | | | | | | |
| | Powtórzenia | | | | | | | |
| | Waga | | | | | | | |
| | Powtórzenia | | | | | | | |
| | Waga | | | | | | | |
| | Powtórzenia | | | | | | | |
| | Waga | | | | | | | |
| | Powtórzenia | | | | | | | |
| | Waga | | | | | | | |
| | Powtórzenia | | | | | | | |
| | Waga | | | | | | | |
| | Powtórzenia | | | | | | | |
| | Waga | | | | | | | |

| Kardio | Czas | Dystans | Tętno | Spalone kalorie |
|---|---|---|---|---|
| | | | | |
| | | | | |
| | | | | |

## Pomiary

| Szyja | Prawy biceps | lewy biceps | Klatka piersiowa | Talia | Biodra | Prawe udo | Lewe udo | Łydka |
|---|---|---|---|---|---|---|---|---|
| | | | | | | | | |
| | | | | | | | | |
| | | | | | | | | |

www.ingramcontent.com/pod-product-compliance
Lightning Source LLC
Chambersburg PA
CBHW071242020426
42333CB00015B/1585